Metin Güler

Deneysel Spinal Kord Travmasında Dantrolen'in Nöroprotektif Etkisi

Metin Güler

Deneysel Spinal Kord Travmasında Dantrolen'in Nöroprotektif Etkisi

Türkiye Alim Kitapları

Impressum / Künye
Bibliografische Information der Deutschen Nationalbibliothek: Die Deutsche Nationalbibliothek verzeichnet diese Publikation in der Deutschen Nationalbibliografie; detaillierte bibliografische Daten sind im Internet über http://dnb.d-nb.de abrufbar.

Deutsche Nationalbibliothek tarafından yayınlanan bibliyografik bilgiler: Deutsche Nationalbibliothek, bu yayını Deutsche Nationalbibliografie'de listeler; detaylı bibliyografik bilgi İnternet'te http://dnb.d-nb.de sitesinde mevcuttur.

Coverbild / Kitap kapağı resmi: www.ingimage.com

Verlag / Yayıncı:
Türkiye Alim Kitapları
ist ein Imprint der / yayınevinin bir ticari markasıdır
OmniScriptum GmbH & Co. KG
Heinrich-Böcking-Str. 6-8, 66121 Saarbrücken, Deutschland / Almanya
Email / E-posta: info@turkiye-alim-kitaplary.com

Herstellung: siehe letzte Seite /
Basım yeri: son sayfaya bakın
ISBN: 978-3-639-67326-5

İÇİNDEKİLER

Sayfa

KISALTMALAR

AMPA	Alfa-amino-3-hidroksi-5-metilizoksazol-4-propianat
ASM	Antioksidan savunma mekanizmaları
AUC	Eğri altı alanı (Area Under Curve)
COX	Siklooksijenaz
DS	Dantrolen sodyum
ICAM-1	İntersellüler adhezyon molekülü-1
IM	İntramusküler
IP	İntraperitoneal
IV	İntravenöz
KL	Kemilüminesans
MDA	Malondialdehit
MPSS	Metil prednizolon sodyum süksinat
NASCIS	National Acute Spinal Cord Injury Study
NMDA	N-metil-D-aspartat
PG	Prostoglandin
ROT	Reaktif oksijen türleri
SCBF	Spinal kord kan akımı
SKH	Spinal kord hasarı
SR	Serbest radikal
SSS	Santral sinir sistemi
TBA	Tiobarbitürik asit
TBARS	Tiobarbitürik asitle reakiyona girmiş madde
TM	Trilazad mezilat
TNF-α	Tümör nekrozis faktör-α
TRH	Tirotiropin salgılayan hormon

ŞEKİLLERİN LİSTESİ

TABLOLARIN LİSTESİ

1.ÖZET

İntrasellüler kalsiyum artışı, serbest oksijen radikal reaksiyonları, yağ asitlerinin biomembran fosfolipidlerden hidrolizi sekonder spinal kord hasar mekanizmalarında önemli bir yer tutmaktadır.

Organizmada, normal fizyolojik olaylar sırasında serbest oksijen radikalleri yeni isimlendirme ile reaktif oksijen türleri (ROT) sürekli üretilmektedir. Spinal kord hasarı (SKH) gibi patolojik durumlarda ROT aşırı üretildiğinde veya antioksidan savunma mekanizmaları (ASM) yetersiz kaldığında lipid peroksidasyonu ve oksidatif stres açığa çıkarak biyomoleküllere ve dokuya zarar vermektedir.

Sekonder hasar sonrasında spinal kordta oluşan iskemiye maruz kalan nöronlarda, eksitotoksik nöromediatörler salgılanmaktadır. Bu nöromediatörler kalsiyum kanallarını aktif hale getirerek intrasellüler kalsiyum artışına ve serbest radikal oluşumuna bağlı olarak nörotoksisiteye sebep olmaktadır.

Dantrolen Sodyum (DS), bir iskelet kası gevşeticisi olup, sarkoplazmik retikulumdan intrasellüler kalsiyum salınımını inhibe etmektedir. DS'nin bu etkisi ile sitoprotektif bir ajan olduğu kanıtlanmış olup, SKH'de henüz çalışılmamıştır.

Bu çalışmanın amacı deneysel SKH sonrasında ROT ve lipid peroksidasyonun sorumlu olduğu sekonder hasarda, DS'nin kalsiyum mekanizması üzerinden lipid peroksidasyonunu engelleyen nöroprotektif etkisini ortaya koymaktır.

Bu deneysel çalışma Marmara Üniversitesi Nörolojik Bilimler Enstitüsü Biyomekanik Laboratuarında 45 adet erişkin Wistar sıçan 6 gruba ayrılarak yapılmıştır. Sıçanların T6-T9 spinöz prosesleri alınıp laminektomi yapıldıktan sonra, dura sağlam bırakılarak Allen'in tanımladığı metod ile spinal kord travması yapılmıştır. Grup 1'de (kontrol), sadece laminektomi yapılarak travma oluşturulmadan nontravmatize doku örnekleri alınmıştır. Grup 2'de (travma) laminektomi yapılıp, ağırlık düşürme metodu ile spinal kordta travma oluşturulduktan 24 saat sonra doku örnekleri alınmıştır. Grup 3'de, laminektomi yapılıp, spinal kordta hasar oluşturulduktan hemen sonra intraperitoneal 30 mg/kg metilprednizolon sodyumsüksinat (MPSS) verilmiştir. Grup 4, 5 ve 6'da spinal kordta hasar oluşturulduktan hemen sonra sırasıyla 1 mg/kg, 10 mg/kg ve 30 mg/kg intraperitoneal DS verildikten 24 saat sonra doku örnekleri alınmıştır.

Örnekler, lipid peroksidasyon ölçme yöntemleri olan lusigenin ve luminol kemilüminesans ve TBARS yöntemleri kullanılarak Marmara Üniversitesi Biyokimya. Laboratuarında değerlendirilmiştir.

Sonuç olarak, deneysel SKH sonrası omurilikte serbest radikallerin arttığı gösterilmiştir. DS'nin intrasellüler kalsiyum salınımını inhibe ederek serbest radikallerin oluşumunu azaltığı ve lipid peroksidasyonunu engellendiği saptanmıştır. DS'nin 1 mg/kg, özellikle 10 ve 30 mg/kg dozunun sekonder hasardan korunmada etkili olduğu bulunmuştur. Böylelikle DS'nin lipid peroksidasyonu engellediği, sekonder hasar mekanizmaların etkisini azalttığı ve nöroprotektif etkisinin olduğu kanıtlanmıştır.

ANAHTAR SÖZCÜKLER • spinal kord hasarı, serbest radikal, dantrolen

2. SUMMARY

Intracellular calcium level rise, free oxygen radical reactions, hydrolysis of fatty acids from biomembrane phospholipids are some of the biochemical events that have important place in secondary spinal cord injury mechanisms.

In the organism during normal physiological activities free oxygen radicals or as soon called "reactive oxygen species" (ROS) are produced continuously. When ROS is overproduced or antioxydant protection mechanisms fails, as in pathologycal conditions like spinal cord injury lipid peroxydation and oxydative stress occurs and give damage to biomolecules and tissues.

The neurons affected by ischemia after secondary injury secrete excitotoxic neuromediators. These neuromediators activate calcium channels and in turn cause the increase of intracellular calcium and also cause neurotoxicity by formation of free radicals.

Dantrolen sodium (DS) is a relaxant of striated muscles and inhibits intracellular calcium secretion from sarcoplasmic reticulum. While, with this effect it's proved that DS is cytoprotective, it hasn't been studied in spinal cord injury.

The purpose of this study is to show the neuroprotective effects of DS through calcium mechanism which inhibits lipid peroxydation in secondary injuries in which ROS and lipid peroxydation are responsible after experimental spinal cord injury.

This experimental study has been performed in The Biomechanical Laboratory of Marmara University Institute of Neurological Sciences on 45 adult Wistar rats divided in to 6 groups. After the T6-T9 spinous processes were excised and laminectomy was performed and keeping the dura intact spinal cord injury was made by Allen method. In group 1 (control) only laminectomy was performed and without making any trauma, non-traumatized tissue specimens were taken. In group 2 (trauma) laminectomy was performed and the trauma was made by Allen method tissue specimens were taken 24 hours later. In group 3 laminectomy was performed, trauma was made in the spinal cord and methylprednisolon sodium succinat (MPSS) was given intraperitoneally. In groups 4, 5 and 6 after making the spinal cord injury 1mg/kg, 10 mg/kg and 30 mg/kg DS were given intraperitoneally and tissue specimens were taken 24 hours later.

The specimens were evaluated by lusigenin and luminol chemiluminesance and TBARS methods.

As a result it is shown that free radicals increase in the spinal cord after experimental spinal cord injury. It is seen that DS decreases the formation of free radicals and lipid peroxidation by inhibiting intracellular calcium secretion. It was found that DS 1 mg/kg, but especially 10 and 30 mg/kg is effective in preventing secondary injury. By this way it is proved that DS inhibit lipid peroxidation and decreases effect of secondary injury mechanisms and has neuroprotective effect.

KEY WORDS • spinal cord injury, free radicals, dantrolen

3. GİRİŞ VE AMAÇ:

SKH, spinal kordta herhangi bir etkene bağlı olarak oluşan ve motor, duyusal, otonomik, refleks gibi fonksiyonları tümünü veya bir miktarını azaltan her türlü hasar olarak tanımlanmaktadır. SKH, günümüzde motorlu araçların çoğalması ile gittikçe artan sıklıkta karşımıza çıkmaktadır. SKH, kalıcı sekel bırakması, uzun süre hastayı yatağa bağımlı hale getirmesi sebebiyle ciddi iş gücü kaybı ve yüksek tedavi maliyetlerine neden olmaktadır. Bu durumun kişisel ve toplumsal bedeli yanında, hastanın kendisi ve yakınlarına olumsuz psikososyal etkileri de bulunmaktadır (1).

Akut SKH patofizyolojisi, primer ve sekonder omurilik hasar mekanizmalarını içermektedir. Primer hasara travmanın etkisi ile nöronların ve damarların mekanik zararı yol açmaktadır. Yine de SKH'de sekonder hasar mekanizmaları omuriliğe daha çok zarar vermektedir. Sekonder hasar mekanizmaları iyileşme sürecini sınırlamakta ve uzun dönemli morbiditeyi belirlemektedir. Haliyle, sekonder hasar mekanizmalarının iyi anlaşılması hedeflenen tedavi girişimlerinin gelişmesini kolaylaştıracaktır (1).

Organizmada bir çok normal fizyolojik olay sırasında ROT sürekli üretilir ve ASM ile uzaklaştırılmaktadır. Organizmada ROT ile antioksidan sistemler arasında bir denge vardır. Patolojik durumlarda, ROT'lar aşırı üretildiğinde veya ASM yetersiz kaldığında lipid peroksidasyonu ve oksidatif stres açığa çıkarak biyomoleküllere ve doku komponentlerine zarar vermektedirler. ROT ve ASM arasındaki denge hücre membranında veya intrasellüler mekanizmalarda oksidatif modifikasyonlara yol açmaktadır. Son yıllarda yapılan çalışmalarda serbest radikallerin diğer sistemlerde olduğu gibi santral sinir sistemi (SSS) hücre membranlarında da lipid peroksidasyonuna neden olduğu gösterilmiştir (2).

Çeşitli endojen antioksidan savunma mekanizmaları, ROT ve lipid peroksidazların elimine edilmesinde önemli rol oynamaktadır. Bu mekanizmalar hücreyi ROT ve lipid peroksidazların toksik etkilerinden korumaktadır. Eksojen antioksidan ajanların, antioksidan aktiviteleri içerisinde hasar başlangıcını önleme, patolojik prosesleri geciktirme, peroksidazların dekompresyonu, hidrojen çıkarımlarını önleme, serbest radikallerin çöpçülüğü, enzimatik ve/veya nonenzimatik antioksidan mekanizmaların stimülasyonu ve tamir mekanizmaları gibi çeşitli mekanizmalar sayılabilir (2).

DS bir iskelet kası gevşeticisi olup, sarkoplazmik retikulumdan intrasellüler kalsiyum salınımını inhibe etmektedir. DS primer olarak malign hiperterminin tedavisinde, spastisite ve nöroleptik malign sendromda yaygın olarak kullanılmaktadır. DS'nin nöromüsküler transmisyon üzerine ise etkisi yoktur ve iskelet kası membranının elektriksel özelliklerini etkilemez (3). DS düz kas hücrelerinin membranöz kalsiyum kanallarını etkilememektedir. Ancak DS'nin, ekstrasellüler mesafeden intrasellüler mesafeye kalsiyum geçişini inhibe ettiği bilinmektedir (136). DS'nin nöron veya karaciğer hücreleri üstünde sitoprotektif etkilerinin de olduğu gösterilmiştir (2).

Bu çalışmanın amacı; deneysel akut SKH sonrasında ROT ve lipid peroksidasyonun sorumlu olduğu sekonder hasarda, artmış olan intrasellüler kalsiyumun DS ile azaltılarak lipid peroksidasyonunu engelleyen nöroprotektif etkisini ortaya koymak ve bu bilgiler ışığında SKH'de daha iyi bir farmakolojik tedavinin geliştirilmesi için faydalı bulgulara ulaşmaktır.

4. GENEL BİLGİLER

4.1 Spinal Kord Travmasının Tarihçesi

Tarihte ilk kez SKH'den günümüzden yaklaşık 5000 yıl önce Mısırlılar tarafından yazılan Edwin Smith papirüsünde bahsedilmektedir. Hipokrat M.Ö. 400 yıllarında ilk kez paraplejiyi tarif etmiştir. Aulus Cornelius Celcius tarafından omurilik hasarının tedavisi için bir traksiyon cihazı geliştirilmiştir. Bilinen en erken deneysel omurilik çalışmaları ise Galen tarafından M.S. 177'de yürütülmüştür. Bu çalışmalarda köpek, domuz ve keçilere spinal kord kesileri yapılmış ve gerçekleşen fonksiyonel kaybın, yaralanmanın seviyesiyle farklılaştığı söylenmiştir. Yedinci yüzyılda ilk olarak Paulus omurilik hasarının cerrahi tedavisi için dekompresif laminektomi yapmıştır. Fransız cerrah Pare 16. yüzyılda travma sonrası omurgaya redüksiyon yapılması gerektiğini, ancak bunun fonksiyonu geri getirmeyeceğini söylemiştir. Daha sonra SKH sonrası omurilik lezyonlarının histolojisi geniş olarak Ramon Y Cajal tarafından araştırılarak, lezyonlu bir spinal kordun rostral ve kaudal uçlarındaki aksonların dejenerasyonu ve lezyon yerindeki boşluğun bir genişleme sonucu olduğu tarif edilmiştir (4, 5).

İnsan SKH'nı karakterize eden "spinal kord travma modelleri" oluşturma çabaları 19. yüzyıl sonlarında başlamıştır. Dohrman ve Yeo tarafından yapılan erken dönem deneysel çalışmalarda hayvanda eksiksiz bir darbe yaralanması oluşturmak için; belli bir yükseklikten düşme, hayvanın sırtına vurma, vibrasyon, santrifüj ve patlayıcı malzemeler kullanılarak ilkel yaralanma modelleri (kapalı darbe yaralanması) yapılmış, ancak sonuçlarda çeşitlilik bulunmuştur (6, 7). SKH ile ilgili ilk fizyopatolojik çalışma 1890'da Schamus tarafından tavşan omuriliğinde travma sonucu gelişen patolojik değişiklikler incelenerek yapılmıştır (4). 1911'de Allen, farklı bir yaklaşımla hayvanda kapalı darbe yaralanması yaratmak yerine, laminektomi sonrası spinal korda direkt olarak kontrollü bir kuvvet uygulamıştır (açık darbe yaralanması). Böylelikle yaralanma yeri,

yumuşak olan yapısına ve daha fazla olan damarlanmasına bağlanmaktadır (14). Genelde omurilik içindeki kanama arka kısımdan başlar ve ilk mekanik hasardan sonra omurilik içindeki kan akımı kesilir. Omurilik kan akımındaki kesilme hipoksi ve iskemiye bağlı lokal enfarktların gelişimine neden olmaktadır. Bu özellikler, daha yüksek metabolik ihtiyaçları nedeni ile gri cevherde hasar verici olmaktadır. Hasar yerinden geçen nöronlar fiziksel olarak kopmuş ve azalmış myelin kalınlığı göstermektedir (15). Sinir iletimi, mikrohemorajiler ve ödeme bağlı olarak hasar yerinin yakınında da bozulabilmektedir (16-18). Gri cevherin hasar sonrası ilk saatte geri dönüşümsüz olarak hasar gördüğü düşünülürken beyaz cevherde bu 72 saatte olmaktadır (19).

4.2.2 Sekonder Spinal Kord Hasarı

Sekonder spinal kord hasarı, primer mekanik hasardan sonra gelişen ve omuriliğe daha fazla zarar veren hasar tipidir. Bu zararda etkin olan sekonder mekanizmalar; nörojenik şok, kanama ve iskemi-reperfüzyon gibi vasküler etkiler, serbest radikal teorisi, eksitotoksisite, kalsiyuma bağlı sekonder hasar ve sıvı-elektrolit bozuklukları, immunolojik hasar, apopitosis, mitokondrium fonksiyon bozuklukları gibi başlıklar altında özetlenebilir. Allen dokuda biriken bir biokimyasal faktör ile olaylar zincirinin başladığını ve sonuçta spinal kordta nekroz gelişebildiğini bildirmiştir (9). Bu olay Nemecek (28) tarafından "otodestrüksiyon" olarak tanımlanmıştır.

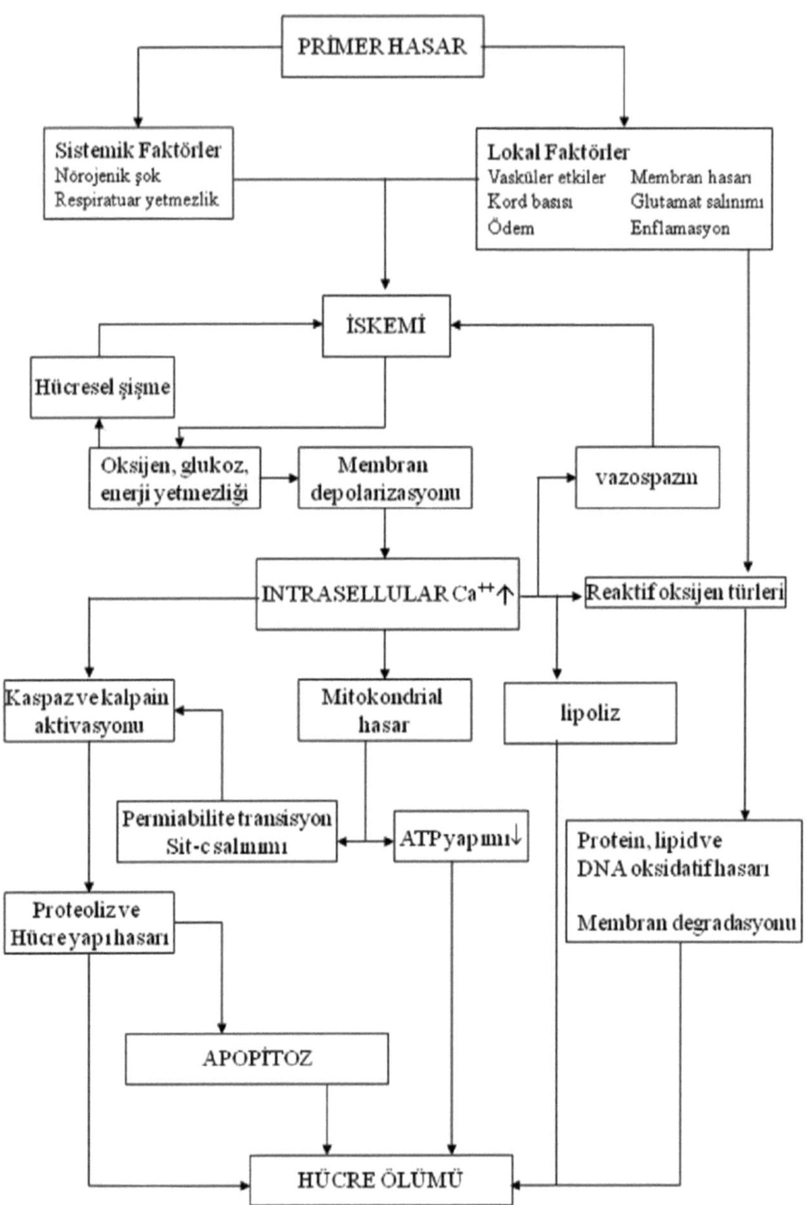

Şekil.1 Spinal kord hasarı sonrası primer hasarın sekonder hasarı yaratması

Sekonder spinal kord hasarına yol açan mekanizmalar şunlardır:

a) Sistemik Etkiler (Nörojenik Şok): SKH nörojenik şoka neden olmaktadır. Bu terimin birkaç tanımı olmakla beraber genelde vazomotor imputların ciddi paralizisine bağlı yetersiz doku perfüzyonu anlamında kullanılmaktadır. Başka bir tanımla arteriol ve venüllere giden vazodilatör ve vazokonstriktör etkilerin dengesinin ciddi bozukluğudur. Nörojenik şok periferik rezistansın düşmesi, düşük kardiak out-put, bradikardi ve hipotansiyon ile karakterizedir. Bu etkiler, düşük sempatetik tonus, artmış vagal tonusa bağlı düşük myokard fonksiyonu ve hatta kalbin kendisinde ki sekonder değişiklikler gibi altta yatan anormalliklerle ilişkilendirilmiştir. Nörojenik şokta gelişen sistemik etkenler eğer etkin tedavi edilmezse nöral doku hasarını arttırmaktadır (20, 21, 27).

b) Vasküler Etkiler (Kanama ve İskemi–Reperfüzyon): Vasküler etkiler, hem spinal kord hasarının başında hem de takip eden zamanda ciddi hasar yaratmaktadır. Bu vasküler etkiler hemorajik ve iskemik hasar oluşturmaktadır. Hasarların hem rostral hem de kaudalinde ki alanlarda ilk mekanik travmaya bağlı olarak mikrosirkülasyon, özellikle de venüller ve kapillerlerde hasar görülmektedir. Anterior spinal arter gibi geniş damarlarda bu mekanik zarara bağlı hasarlar daha az görülmektedir (22-25). Kanama veya peteşilere neden olan bu hasar, zaman içerisinde hemorajik nekroza gitmektedir.

Pekçok araştırmada posttravmatik iskeminin mevcudiyeti değişik spinal kord kan akımı ölçme teknikleri ile gösterilmiştir (25). Direkt travmaya bağlı vazospazm ve intravasküler tromboz da posttravmatik iskemiye katkıda bulunmaktadır (25-28). Sonuç olarak SKH'de ki vasküler etki, muhtemelen altta yatan mekanik travma, mikrosikülasyon kaybı ve otoregülasyonun bozulmasına bağlı olarak kanamaya neden olmaktadır. İskemi ise bu vasküler etkinin bir sonucu olarak tromboz, vazospazm ve mikrosirkülasyon kaybı veya sistemik hipoperfüzyona bağlı düşük kan akımından kaynaklanmaktadır.

İskemideki düşük perfüzyon, reperfüzyon veya hiperemi döneminden önce görülmektedir. Bu olay laktat gibi asidik metabolitlerin birikmesine bağlı olarak perivasküler pH'ın düşüşüne bağlanmıştır (29). Bu tip reperfüzyon ROT ve diğer toksik yan ürünlerin üretilmesinden kaynaklanan hasar ve hücre ölümünden sorumludur (30, 31). Oksijen kökenli serbest radikaller (superoksit, hidroksil, nitrik oksit ve peroksinitrit gibi diğer yüksek enerjili oksidanlar), en çok erken reperfüzyon döneminde olmak üzere, iskemide üretilirler (32-36, 53-64). Bu yüksek derecede reaktif oksijen ve nitrojen türleri spinal kord travmasının sekonder hasarını arttıracak şekilde oksidatif stresi çoğaltabilirler. Bunlar; nitrikoksit sentazlar, fosfolipazların kalsiyum ile aktive edilmesi, ksantin oksidaz, enflamatuar hücreler ve Fenton ve Haber-Weiss reaksiyonlarını da içeren pekçok sellüler yoldan üretilirler (30). Bu oksidatif stresler nörotravmada olduğu gibi hücrenin koruyucu antioksidan kapasitesi aşıldığında reaktif moleküllerin üretimi, en sonunda proteinler, lipitler ve nükleik asitlerin oksidasyonuna neden olmaktadır (30, 36). Daha spesifik olarak bu moleküller, mitokondrial solunum zinciri enzimlerinin inaktivasyonu, gliseraldehit-3-fosfat dehidrogenaz inaktivasyonu, Na-K ATPaz inhibisyonu, sodyum membran kanallarının inaktivasyonu ve diğer anahtar proteinlerinin oksidatif bozulumlarını, ek olarak lipit peroksidasyonunu ve zararlı etkilerinin başlatılmasını yönetirler.

Spinal kord travmalarına sebep olan diğer patojenik mekanizmalarla, oksidatif stres ortak noktalar taşımaktadır. Bu da kalsiyum fazlalığı, mitokondrial sitokrom c salınımı, kaspaz aktivasyonu, apopitoz ve eksitotoksisiteye bağlıdır. Özet olarak reaktif oksijen ve nitrojen moleküllerinin üretilmesi SKH'ye katkıda bulunur ve diğer sekonder hasar mekanizmaları ile bağlantılıdır (36).

c) Serbest Radikal Teorisi: ROT, dış yörüngelerinde bir veya birden fazla eşleşmemiş elektron taşıyan, eşleşmemiş elektronlarından dolayı reaktiviteleri yüksek molekül yada bileşiklerdir. Bu bileşikler organizmada normal metabolik yollar veya dış etkenlerin etkisiyle oluşmaktadırlar. Yaşam süreleri kısa olup, dengesiz yapıları nedeniyle aktif olan ROT organizmada ki tüm hücre bileşenleri ile etkileşime girebilmektedirler. ROT'un oluşum hızı ile etkisizleştirme hızı

ASM'ları ile bir dengededir. Bu denge bozulursa ROT'ne bağlı zararlı etkiler ortaya çıkmaktadır (37-41).

ROT, hidrojen atomu ve oksijen molekülleridir. Cu^{+2}, Fe^{+3}, Mn^{+2}, Mo^{+5} gibi geçiş metal iyonları eşleşmemiş elektronları olmasına rağmen ROT olarak kabul edilmezler. Bunlar reaksiyonları katalizleyerek ROT oluşumunda rol oynarlar (16, 37-39, 42).

Aerobik organizmalarda moleküler oksijenin elektron alma eğilimi nedeniyle ROT başlıca oksijenden oluşmaktadırlar. Oksijen hücre içinde çeşitli reaksiyonlar sonucunda su haline dönüşür ve hücre kendisine enerji sağlar. Oksijenin bir kısmı ise suya dönüşemez ve superoksit anyonu ve hidroksil radikalini oluşturur (42).

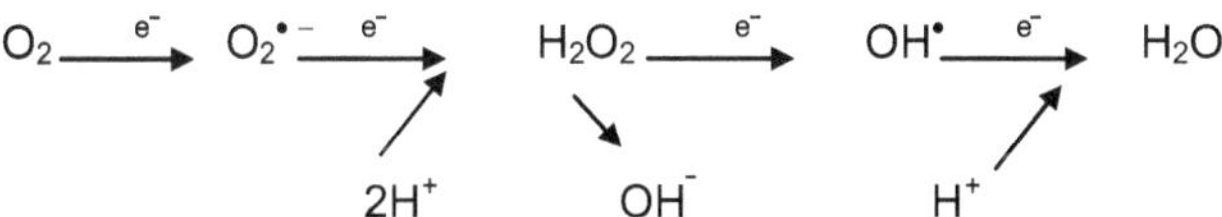

Şekil.2 : Oksijen molekülünün univalan redüksiyonu.

Mitokondride elektron transportu superoksit ile yapılmaktadır. Superoksit dismutaz superoksiti hidrojen peroksite (H_2O_2) çevirmektedir. H_2O_2 bir radikal olmamasına karşın radikal oluşumunda öncül bir maddedir. Katalaz enzimi ise H_2O_2'i tekrar su ve oksijene çevirir. Fe^{+2} ve diğer katalistler H_2O_2'yi güçlü oksidan olan hidroksil radikaline ($HO^{\bullet}$) çevirirler (Fenton) (4,42,43).

Bu radikaller lipidlerle, proteinlerle ve nükleik asitlerle reaksiyona girer ve daha çok ROT açığa çıkaran lipidperoksitleri yaparlar (1,4,30,36). Tüm biyolojik membranlar lipid peroksidasyonuna duyarlıdır. Lipid peroksidasyonu, ROT ile başlatılan zar yapısında ki çoklu doymamış yağ asitlerinin oksidasyonudur ve otokatalitik bir olay olarak devam etmektedir. SSS yüksek oranda poliansature yağ asidi içerdiğinden lipid peroksidasyonuna çok duyarlıdır. Biyolojik sistemlerde ROT, superoksit anyonu ve hidroksil radikali olmakla beraber, lipid peroksidasyonunda asıl etkili olanın hidroksil radikali olduğu kabul edilmektedir.

$H_2O_2 + Fe^{+2} \rightarrow OH^- + OH^{\bullet} + Fe^{+3}$ (Fenton reaksiyonu)

$H_2O_2 + O_2 \rightarrow Fe \rightarrow O_2^{\bullet-} + OH^{\bullet} + OH^-$ (Haber-Weiss reaksiyonu)

Superoksid ve hidrojen peroksit iskemik dokuda ortaya ilk çıkan reaktif radikallerdir. Bunlar, ancak geçiş metallerinin (Fe^{+2} veya Cu^{+2}) varlığında bunlarla reaksiyona girerek (Fenton) peroksidatif hasar oluşumundan sorumlu olan hidroksil radikalini ($OH^{\bullet}$) oluştururlar (16,39,41,42,44-47).

ROT etkisi ile çoklu doymamış yağ asidinin metilen grubundan bir hidrojen atomunun koparılması ile geride eşleşmemiş elektron taşıyan lipid radikali, molekül içi çift bağ aktarılması ile konjuge dien yapılar oluşturur. Bu konjuge dien yapılar oksijen ile reaksiyona girerek lipid peroksit radikali (LOO^-) meydana gelir. Bu lipid peroksit radikalleri zar yapısında bulunan çoklu doymamış yağ asitlerinden bir hidrojen atomu çıkararak yeni lipid radikalleri oluşturup, aynı zamanda bu hidrojen atomlarını yapısına katarak lipid hidroperoksitlere (LOOH) dönüşmektedir. Böylelikle reaksiyonların otokatalitik biçimde yürütülmesi sağlanmaktadır (42,48-50). Lipid peroksidasyonu, lipid hidroperoksitlerin aldehit ve diğer karbonil bileşiklere dönüşmesi ile sona ermektedir. Bu aldehit yapıdaki bileşiklerin zarları geçebilme özelliğinin, lipid peroksidasyonda ki zararı oluşturmada sorumlu olduğunu göstermektedir.

Bu aldehit yapıdaki bileşiklerden biri olan Malondialdehit (MDA), Tiobarbitürik asit testi ile ölçülerek lipid peroksit düzeyleri saptanabilmektedir. Ayrıca peroksidasyonda oluşan konjuge dien yapıların ölçümüde invivo lipid peroksitlerin düzeyini yansıtmaktadır (37-39,41,44,51,52).

Tablo 1. Reaktif Oksijen Türleri (ROT)

Radikaller		Radikal olmayanlar	
Superoksit	$O_2^{\bullet-}$	Hidrojen Peroksit	H_2O_2
Hidroksil	$HO^{\bullet}$	Hipoklorid asit	HOCl
Peroksil	$ROO^{\bullet}$	Ozon	O_3
Alkoksil	$RO^{\bullet}$	Singlet Oksijen	$^{\bullet}O_2$
Hidroperoksil	$HO_2^{\bullet}$	Lipid Hidroperoksit	LOOH

d) Eksitotoksisite: Akut SKH'de biyokimyasal bozukluklar ve eşlik eden sıvı-elektrolit bozuklukları önemli bir rol oynamaktadır. Eksitatuar nörotransmitterlerin salınarak birikip bunların spinal kord dokusuna direkt hasar verdiği hipotezi ileri sürülmüştür. SSS'nin major eksitatuar nörotransmitteri olan glutamat hasar sonrası çok aşırı salınmaktadır. Bu birikme direkt ve indirekt hasara neden olur (10,65,66). Glutamik asit veya onun iyonize şekli olan glutamat sinir uçlarında α-oksoglutarik asit ve glutamin ile bir denge halinde bulunmaktadır. Sinir ucunda, sinaps aralığına salıverilen glutamik asidi içeri pompalayan yüksek afiniteli bir up-take mekanizmasının varlığı gösterilmiştir. Glutamik asit sinir ucunda glutaminaz enziminin yardımıyla glutaminin hidrolizi sonucu oluşmaktadır. Az bir kısmı ise oksoglutaratın oksidasyon ve transaminasyonu ile glukozdan sentez edilmektedir. Sinir ucundan glutamat salınımının kalsiyuma bağımlı olduğu gösterilmiştir. Başlıca glutamat hücre reseptörleri N-metil-D-aspartat (NMDA) ve alfa-amino-3-hidroksi-5-metilizoksazol-4-propianat-kainat (AMPA-kainat) olup, bunların aktivasyonu iskemik hasarın oluşturulmasında kritik role sahiptir (3,21,67,68). Eksitotoksisite nöronal hasara neden olan glutamat reseptör aktivasyonu olarak tanımlanmıştır. Glutamat reseptör aktivasyonu; intrasellüler sodyumun birikimi, sitotoksik ödem ve intrasellüler asidoza neden olup, Na-K ATPaz bozukluğu, sodyum ve suyun daha fazla intrasellüler birikimini ve potasyumun ekstrasellüler kaybını arttırmaktadır (1, 69). Ek olarak intrasellüler kalsiyum birikerek fizyolojide ve takip eden hasarda önemli değişikliklere neden olmaktadır (70). Aslında intrasellüler kalsiyum birikimi SSS'de toksik hücre ölümünün son ortak yoludur.

Glutamat nörotoksisitesi reaktif oksijen ve nitrojen türlerinin oluşumunca da yönetilmektedir. Eksitotoksisite; özellikle NMDA reseptörleri tarafından yönetilen, en sonunda nöronal ölüme yol açan, lipid peroksidasyonu, Na-K ATPaz aktivasyon inhibisyonu, membran sodyum kanallarının inaktivasyonu, mitokondri solunum zinciri enzim inhibisyonu, gliseraldehit 3P dehidrogenaz inaktivasyonu ve önemli proteinlerin diğer oksidatif modifikasyonları gibi mekanizmalara neden olan kompleks olayları başlatmaktadır (30, 71-76).

e) Kalsiyuma Bağlı Sekonder Hasar ve Sıvı-Elektrolit Bozuklukları: Nöron ve kas hücreleri gibi istirahat halindeki uyarılabilir hücreler kalsiyuma karşı geçirgen değildir. Ekstrasellüler 1 mM konsantrasyonunda bulunan serbest kalsiyum, istirahat halindeki hücrede intrasellüler olarak 0.1μM konsantrasyonda bulunan serbest kalsiyumun yaklaşık 10 bin katı yüksek konsantrasyonda bulunmaktadır.

Ekstrasellüler kalsiyum, membrandaki kalsiyum kanallarının eksitasyon sırasında açılması (aktivasyonu) sonucu, konsantrasyon gradientine uyarak pasif şekilde hücre içine girmektedir. Ayrıca membrandaki Na^{+}-Ca^{++} değiş-tokuş mekanizması da hücre içine kalsiyum girişine ikincil katkıda bulunmaktadır. Hücre içinde aşırı kalsiyum birikmesinin önlenmesi, hücre içi ve dışı arasında ki konsantrasyon gradientinin sürdürülmesi ve hücrenin aşırı kalsiyumun sitotoksik etkisinden korunması esas olarak sarkolemmal (membranal) kalsiyum pompası yani Ca^{++}/Mg^{++}-ATPaz (kalsiyumu dışarı pompalar) ve endoplazmik (sarkotübüler) kalsiyum pompası tarafından sağlanmaktadır. Hücre içine dışardan giren kalsiyum, sarkoplazmik retikulumda ki depodan ve sitoplazma membranının iç yüzüne bağlı kalsiyum havuzundan kalsiyum salıverilmesine neden olmaktadır.

İntrasellüler kalsiyum dengesi üç sistemle düzenlenir;

1. Voltaj bağımlı kalsiyum kanalları,
2. Reseptör bağımlı kalsiyum kanalları,
3. İntrasellüler ikincil haberciler yoluyla işleyen intrensek mekanizmalar (77,78).

Nöronlarda dahil değişik bir çok hücreye kalsiyum girişini sağlayan kalsiyum kanallarının iki şekli vardır:

1)Voltaj Bağımlı Kalsiyum Kanalları: Yaklaşık 250 kD molekül ağırlığında ve en az üç alt birimden oluşan bir glikoproteindir. Membranın depolarize olması ile aktive olup, membran boyunca voltaj değişimine yol açarak kalsiyum kanallarının açılıp, ekstrasellüler kalsiyumun içeri girmesine neden olmaktadır (79). Voltaj bağımlı kanalların kalpte iki (L ve T) ve nöronlarda üç tipi (L, T, N) vardır. Bunlar açık kalma zamanlarına ve diğer elektrofizyolojik özelliklerine göre ayırt edilirler. Bunlardan L tipinin açık kalma süresi en uzun olup (Long), T tipi kısa süre açık kalmaktadır (Transient). Nöronlarda ki N tipi ise, ara tipi (İntermediate) oluşturmaktadır (77). Voltaj bağımlı kanallar hücre membran depolarizasyonu ile aktive olurlar ve sonuçta kalsiyum hücre içine girer. T ve N tipi kanallar, kalsiyum antagonistlerine duyarsız olup, yavaş olan L kanalları kalsiyum antagonistlerince inaktive olarak kalsiyumun nöron içine girmesinde önemli bir yer tutmaktadırlar (80, 81).

2)Reseptör Bağımlı Kalsiyum Kanalları: Bunlar hücre membranında özel bir G proteini aracılığı ile bir reseptöre kenetlenmiş bulunan ve reseptörün kendine uyan agonist madde molekülleri tarafından aktivasyonu sonucu açılan ve özellikle NMDA ile aktive olan kanallardır. Reseptör bağımlı kanallar kalsiyumdan başka sodyumu da geçirirler. Kalsiyum antagonistleri bu tip kanalları voltaja bağımlı olan kanallar kadar güçlü bir şekilde bloke etmezler (77,82). Voltaj bağımlı kanallar ve reseptör bağımlı kanallar arasındaki ayırım tam belirgin değildir, çünkü voltaj bağımlı kanallar reseptör bağımlı kanal olaylarından etkilendiği gibi reseptör bağımlı kanallar da voltaj bağımlı olaylardan etkilenebilmektedir (80).

Aşırı nöronal kalsiyumun voltaj bağımlı kanallar ile girişi, aminoasitlerce stimüle edilen eksitatör reseptör bağımlı kanallar ve non spesifik membran sızıntısı iskeminin yerleşmesinde geridönüşümsüz nöron ölümünün oluşmasında kritik faktörler olabilir (83). Yüksek intrasellüler kalsiyum konsantrasyonları sekonder hasara değişik mekanizmalarla neden olmaktadır. Bu mekanizmalardan birisi mitokondrial fonksiyonları etkilemektedir (84,85). Bu etkileme hasarın başlangıcında hipoksi ve iskemi tarafından zaten bozulmuş olan hücresel solunumu inhibe eder. Artmış intrasellüler kalsiyum ayrıca bir sıra kalsiyuma bağımlı proteazlar ve lipazları (kalpain, fosfolipaz A_2, lipooksijenaz ve siklooksijenaz) stimüle etmektedir. Kalpain aktivitesi, deneysel SKH'da ki lezyonunun etrafında aktive edilmiş glial ve enflamatuar hücrelerde artmaktadır (86). Kalpainler akson myelin ünitesindeki önemli yapısal proteinler de dahil pek çok önemli yapısal elemanı degrade edebilirler (86). Ayrıca diğer kalsiyuma bağlı proteazlar ve kinazlar hücre membranlarını yıkabilir ve nörofilamanlar gibi hücre strüktürünün belirli yapılarını eritebilirler. Lipaz, lipooksijenaz ve siklooksijenaz aktivasyonu araşidonik asidin belirli tromboksanlar, prostoglandinler ve lökotrienlere dönüşümünü aktive eder ve metabolitlerin artması hasardan sonraki birkaç dakika içinde oluşmaktadır (87-89). Ayrıca araşidonik asidin miktarında, Na-K ATPaz inhibisyonu ve doku ödemine bağlı olarak yaklaşık 24 saat sonra artış olmaktadır (90). Deneysel SKH sonrası mikroglia/makrofajlar tarafından üretilen siklooksijenaz-1 (COX-1) birikiminde artış olmakta ve endotelyum tarafından oluşturulan COX-1'de yükselme olmaktadır (91). Araşidonik asidin dönüştürülmesi ile oluşan bu maddeler azalmış olan kan akımını, trombosit agregasyonu ve vazokonstriksiyonu arttırarak daha da azaltmaktadırlar (84). Bunlar ayrıca enflamatuar yanıt ve lipid peroksidasyonunu da arttırırlar. Lipid peroksidasyonu ROT'un üretimine neden olan fasit bir siklus oluşturmaktadır. Bu radikaller daha fazla lipid peroksidasyonu ve ROT oluşumuna neden olacak şekilde membranlara zarar verirler. Bu siklus, alfa-tokoferol ve superoksit dismutaz gibi endojen antioksidanlar tarafından durdurulana kadar devam etmektedir (84).

Siklooksijenaz-2 (COX-2) yakın zamanlarda sekonder hasara katkıda bulunan bir etken olarak çalışılmıştır. COX-2, m-RNA ve protein üretimini, deneysel SKH sonrası uyarmaktadır (92). Ayrıca membran hasarı ve eksitotoksisite de rol alan ortak bir substrat olarakta düşünülebilir. Kalsiyumun içeriye girişi membran bağlantılı fosfolipazların aktivasyonu ve araşidonik asit salınımı ile bağlantılıdır. Artmış ekstrasellüler eksitatuar nörotransmitterler nöronal aktivasyona ve sonuçta kortikal nöronlardaki COX-2 ekspresyonunun uyarımına neden olmaktadır (93). Sonuçta; nöronal ölüm direkt toksisite nedeni ile de oluşabilmektedir. COX-2'nin selektif inhibisyonu, ilk hayvan çalışmalarında spinal kord hasarını azaltmıştır (18,92).

Artmış ekstrasellüler potasyum, nöronların aşırı depolarizasyonuna ve nöronal iletimin bozulmasına neden olarak spinal şokun altında yatan sebebi oluşturabilir (94). Diğer bir elektrolit bozukluğu ise magnezyum kaybıdır. İntrasellüler magnezyum kaybı, glikoliz, oksidatif fosforilasyon, protein sentezi ve magnezyumun kofaktör olarak rol aldığı enzimatik reaksiyonların bozulmasına neden olabilir. Magnezyum kaybı, intrasellüler kalsiyum birikimi ve buna bağlı patofizyolojik mekanizmaların artışına neden olmaktadır (84). Magnezyumun NMDA reseptörlerini bloke ettiği ve buna bağlı olarak eksitotoksisiteyi azalttığıda düşünülmektedir. Ayrıca magnezyum, endojen opioidlerin bağlanmasını değiştirerek oluşan fizyolojik bozuklukları azaltabilmektedir (95).

f) İmmünolojik Etkiler: SKH; SSS'de ki bazı hücrelerin aktivitesinde de değişikliklere neden olmaktadır. Bazı glial hücre tipleri pH ve eksitatuar aminoasitlerin regülasyonu ile hemostazı korumaya çalışmaktadırlar. SKH sonrası bu glial hücrelerce hemostazın düzenlenmesi başarılamayarak, doku asidozu ve eksitotoksik prosese katkıda bulunmaktadır (96). Diğer glial hücreler nöral büyümeyi etkileyen belli maddeler salgılamaktadır. Bu maddeler arasında nörotrofik büyüme faktörleri ve bu etkiyi durduran inhibitör faktörler vardır (98). Ayrıca SSS hasarı sonrası hücresel atıkları yok etmekle görevli diğer glial hücrelerin oksidatif ve lizozomal enzimlerinin aktivitesi artarak daha ileri hücresel hasara neden olabilmektedirler (96). Spinal kordda travma sonrası bifazik lökosit cevabı vardır. Başlangıçta nötrofil infiltrasyonu ön plandadır. Litik enzimlerin bu lökositlerce salınımı, nöronlar, glia ve kan damarlarında olan hasarı arttırabilir (99). İkinci fazda ise hasar görmüş dokuyu fagosite eden makrofajların toplanması ve göçü vardır. İmmunolojik aktivasyonun ilerleyen doku hasarı veya nöral rejenerasyonu arttırdığına dair bilgi mevcuttur. Halbuki yaralı spinal kord içindeki bazı immun hücrelerin önemi halen tartışma konusudur (100). Makrofajlar ve mikroglia nöral rejenerasyonun içindeki yapılar olarak düşünülmüştür. Bununla beraber bazıları bu hücrelerin oligodendrosit lizisi ile (TNF-α ve nitrik oksit üretimini içeren bir prosesle) (101) nöral ölüm ve demiyelinizasyonu arttırdığını düşünmüştür. Spinal kordun doğrudan kontüzyonu, SSS myelininin bir bölümüne, bağışıklık sisteminin duyarlı hale gelmesine neden olmaktadır (100). Daha önce belirtilen lökosit infiltrasyonunun iki fazının, korunmuş aksonların demyelinizasyonuna primer hasardan 24 saat sonra başlayan ve sonraki birkaç günde en yükseğe varan miktarda katkıda bulunduğu görülmüştür (99). Bu süreç gri ve beyaz cevherdeki kavitasyon alanlarının oluşumuna yani Wallerian dejenerasyonuna neden olarak, sonuçta yara oluşumuna yol açmaktadır. Yara oluşumu fibroblastlara ek olarak astrositler ve glialar tarafından da yönetilmektedir (99).

Hasar görmüş SSS bölgesine immun hücrelerin toplanması birkaç protein tarafından yönetilmektedir. Bunlardan biri intersellüler adhezyon molekülü-1 (ICAM-1)'dir. ICAM-1, nötrofillerin dokulara infiltrasyonunu arttırarak immun yanıtı aktive etmektedir. SKH sonrası sekonder hasardaki ICAM-1'in rolü, ICAM-1'e karşı spesifik bir monoklonal antikorun myeloperoksidaz aktivitesini azaltması, spinal kord ödemini düşürmesi ve spinal kord kan akımını düzeltmesi ile gösterilmiştir (102). SKH'de sekonder hasarı tedavi etmedeki faktörler arasında diğer adhezyon moleküllerinden P-selektin ve interlökin-1β, interlökin-6, tümör nekrosis faktörü (TNF) içeren sitokinlerde bulunmaktadır. Bunun yanında interlökin-10'un TNF üretimini azalttığı ve buna bağlı olarak SKH sonrası monosit ve diğer immun hücrelerin inhibe edilmesinde önemli bir rolü olduğu gösterilmiştir. SKH sonrasında oluşan immün yanıtın modülasyonu terapötik hedef olarak önemli gözükmektedir (1,134).

g) Apopitoz: Programlı nöronal hücre ölümü olan apopitoz, son yıllarda SKH'da ve pekçok nörolojik hastalığın patobiyolojisinde gösterilmiştir. Apopitoz, sitokinler, enflamatuar hasar, serbest radikal hasarı ve eksitotoksisite gibi pekçok etken tarafından uyarılabilmektedir. Son zamanlarda ki deneysel çalışmalar (özellikle kaspazların aktivasyonu) apopitozun SKH'da önemli katkısı olduğunu göstermiştir.

SKH'da ki apopitotik olaylar nöronlarda, oligodendrositlerde ve astrositlerde aktive durumdadır. Mikroglialardaki apopitoz enflamatuar sekonder hasara katkıda bulunmaktadır. Deneysel çalışmalar oligodendrositlerdeki apopitozun hasar sonrası ilk birkaç haftada gelişen demiyelinizasyona katkıda bulunduğunu göstermiştir. SKH sonrası nöronlardaki apopitoz, Fas ligand ve Fas reseptör ve uyarılabilir makrofajlarca nitrikoksit sentaz üretimi gibi ekstrensek veya direkt kaspaz-3 proenzim aktivasyonu, mitokondrial hasar, sitokrom c salınımı ve kaspaz-9 aktivasyonu gibi intrensek faktörlerce yönetilmektedir.

Ekstrensek (reseptör bağımlı) ve intrensek (reseptörden bağımsız) apopitoz yolu oldukça iyi ortaya konulmuştur ve her ikisi de SKH'de aktiftir. Reseptör bağımlı apopitoz, en önemlisi TNF olan ekstrasellüler sinyallerle oluşturulur ve ekstrensek yol olarak adlandırılmaktadır. TNF'in hasar gören spinal kordta biriktiği ve nöron, mikroglia ve oligodentrositlerin Fas reseptörlerince aktivasyonunun programlı bir kaspaz aktivasyonuna neden olduğu bilinmektedir ki burada kaspaz-8 uyarıcıdır ve kaspaz-3 ve kaspaz-6 ise efektör kaspazdır. Efektör kaspazların aktivasyonu etkilenen hücrelerin yok edilmesine neden olmaktadır. Alternatif bir ekstrensek yol uyarıcı ise nitrik oksit sentazın uyarılmasıdır ki bu kaspaz-3 aktivasyonuna neden olmaktadır.

Reseptörden bağımsız yollar ise intrasellüler sinyallerce uyarılır ve bu intrensek yol olarak adlandırılmaktadır. Reseptörden bağımsız yolun aktivasyonu SKH sonrası nöronlarda tarif edilmiştir ve yüksek intranöronal kalsiyum konsantrasyonları mitokondrial hasara, sitokrom c salınımına ve alternatif programlı kaspaz aktivasyonuna neden olmaktadır. Bu sıralamada sitokrom c, apopitoz aktive edici faktör-1 ile kaspaz-9'u aktive eder, kaspaz-9 ekstrensek yolda olduğu gibi kaspaz-3 ve kaspaz-6'yı aktive ederek etkilenen nöronun ölümüne neden olmaktadır (1,129-133).

h) Mitokondrilerin Sekonder Hasardaki Etkisi: Mitokondriler SKH sonrası görülen hücre ölümünde çeşitli derecelerde rol oynamaktadır. Sağlıklı durumda mitokondriler serebral metabolizma ve hücresel kalsiyum hemostazında kritik bir rol üstlenirler. Mitokondriler oksijenin kullanıldığı pek çok oksidasyon-redüksiyon tepkimelerine ev sahipliği yaparlar ve ROT'un primer intrasellüler kaynağıdırlar. Hücresel metabolik akışın (nöronal-astrositik trafik) düzenlenmesi de mitokondrilere bağlıdır (85). SSS travması, mitokondrilerin hücresel solunum ve oksidatif fosforilasyon yeteneklerini bozmaktadır. SSS'de meydana gelen travmatik bir hasar mitokondrial kalsiyum transportunu inhibe ederek solunuma bağımlı olan kalsiyum alınım/birikimi'ni bozmaktadır. Buna bağlı olarak intrasellüler kalsiyum hemostazı bozulmaktadır. Ayrıca, hücresel ölümde mitokondrial iç membranın kalsiyumca uyarılan geçirgenliği değişmektedir. Bu tarz değişiklikler, mitokondrial membran potansiyelini düşürerek ozmotik şişme ile mitokondrial lizise yol açmaktadır. Kalsiyum geçirgenliğindeki bu değişiklik potansiyel terapötik bir hedeftir. Örneğin; kalsiyumca uyarılan mitokondrial geçirgenlik değişikliklerini inhibe edebilen bir ajan olan siklosporin-A nöroprotektiftir. Mitokondrilerin, travmatik hasar sonrası görülen eksitatuar nörotransmitter birikimine bağlı hücresel hasarda da önemli bir rol oynadığı düşünülmektedir. Eksitotoksisite ile nöronlara giren kalsiyumun büyük çoğunluğunu mitokondriler aktif olarak biriktirmektedirler. Aşırı mitokondrial kalsiyum birikimi eksitotoksik hücre ölümünün primer nedenidir. Ek olarak mitokondri dış zarının apopitojenik proteinlere geçirgenliğinin artması bunların sitozole salınımını kolaylaştırır ve apopitozis ve nöronal ölümün uyarılmasında anahtar bir rol oynar. Sonuçta; mitokondriler travmatik nöral hasarın iç mediatörü olarak ön plana çıkmaktadır (1).

ı) Opiat Reseptörlere Bağlı Etki: Primer hasar sonrası bazı peptid ve nörotransmitterlerin seviyesi değişmekte ve özellikle endojen opioidlerde hasar sonrası bir artış oluşmaktadır. (1). μ (Mü) ve δ (Gamma) opioid reseptörlerinin aktivasyonu ekstrensek süreci uzatabilirken, κ (Kappa) reseptörlerinin aktivasyonu kan akımını azaltarak eksitotoksik prosesi uyarabilmektedir (69).

4.3. Spinal Kord Hasarında Farmakoterapi

Akut SKH tedavisinde amaç primer ve sekonder hasarın önlenmesidir. Primer hasarın tedavisi sınırlı olup, asıl amaç sekonder fizyopatolojik mekanizmaların azaltılmasıdır. Bu konuda birçok farmakolojik strateji geliştirilmiş, laboratuar veya klinik düzeyde araştırmalar devam etmektedir.

4.3.1. Primer Hasar Tedavisi:

Primer spinal kord hasarının tedavisinde öncelikle omurilik üzerindeki basının kaldırılması hedeflenmelidir. Buna yönelik birçok cerrahi yöntem tanımlanmıştır. Cerrahi tedavinin zamanlaması ve endikasyonları literatürde halen tartışılmaktadır. Primer hasarda oluşun nörojenik şokun ciddiyeti hasarın anatomik seviyesi ve şiddeti ile ilişkilidir. Kalp hızı, katekolaminler ve kan basıncı geçici olarak artabilmekte, en sonunda bradikardi ve hipotansiyon oluşmaktadır. Bu şok tablosu özellikle tam servikal kord hasarlarında görülmekte ve etkisi günler hatta aylarca sürmektedir. Nörojenik şokun tedavisi özellikle iskemik hasarı arttıran sistemik hipotansiyon ve hipoperfüzyonun engellenmesine odaklanmıştır. Etkin tedavi efedrin veya fenilefrin gibi vazopressör ajanlarla kombine edilebilen sıvı tedavisidir. CVP ve arteryel basınç ölçümü gibi invaziv hemodinamik yakın takip yapılmalıdır. Çoğu hastada hacim desteğinde bulunmak basınç desteğinde bulunmaktan daha güvenlidir. Çünkü aşırı vasopressör uygulanması, hele ki yetersiz hacim resüsitasyonu varsa organ perfüzyonunu düşürüp spinal kord hasarını artırmaktadır (11).

4.3.2. Sekonder Hasar Tedavisi:

Sekonder hasar mekanizmaları primer hasar mekanizmalarının farmakolojik tedaviye uygun olmaması nedeniyle tedavide hedef seçilmiştir. Her bir terapötik ajan sekonder hasarın bir veya birkaç mekanizmasını hedef almakta ve nöroproteksiyon ve/veya restorasyonu kullanmaktadır. Kortikal nöronların % 5-10'u lezyonlu segmentten kaudal spinal korda doğru fizyolojik bağlantıyı koruduğundan, fonksiyon gören durumdaki nöral dokunun korunması ve restorasyonu şarttır (97). Bu bölümde insan ve hayvan araştırmalarında SKH tedavisi için kullanılan ajanlar derlenmiştir.

4.3.2.1. Kortikosteroidler

Akut SKH tedavisinde kortikosteroidlerin kullanılması hem klinik hemde laboratuar zemininde araştırılmıştır. SKH'nın patofizyolojisi ile ilgili bilgilerin biriktiği 1960'lar da dahi, kortikosteroidlerin antienflamatuar etkileri biliniyordu ve bazı nörolojik rahatsızlıkların tedavisinde yararlı oldukları gösterilmiştir. Kortikosteroidlerin akut SKH'da ilk olarak kullanılması antienflamatuar etkisinin spinal kord ödemini azaltması mantığına dayanıyordu. İlk çalışmalarda yararlarının az olduğu görülmüş, fakat yinede kortikosteroidler yaygın olarak kullanılmaya devam edilmiştir. Son dönemde yapılan geniş klinik çalışmalara dayanan MPSS'nin nörolojik iyileşmeyi arttırdığı ve bir miktar nörolojik defisiti azalttığı gösterilmekle beraber, çalışma dizaynı ve veri yorumlama farklılıkları nedeniyle halen kortikosteroidlerin akut SKH'da kullanılmasına dair yaygın karşıt fikirler bulunmaktadır. Halen bu istatistiki olarak önemli olan düzelmenin gündelik fonksiyonlarda gerçekten klinik olarak önemli ilerlemeyi sağlayıp sağlamadığı bilinmemektedir. MPSS seçilen kortikosteroidtir. Deksametason ve hidrokortison gibi diğer kortikosteroidlerle karşılaştırıldığında, MPSS'nin daha yüksek antioksidan özelliği olduğu, hücre zarlarından daha hızlı geçtiği ve aktive edilen kompleman elemanlarına verilen nötropenik yanıtı inhibe etmekte daha etkin olduğu bilinmektedir (103-110). MPSS, lipid peroksidasyonunun inhibisyonuna olan birkaç etki mekanizması ile etki etmektedir. Diğer tahmin edilen mekanizmalar arasında ilerleyici posttravmatik iskeminin durdurulması, enerji metabolizmasının desteklenmesi, nörofilaman degradasyonunun inhibisyonu, kalsiyum birikiminin tersine dönmesi, $PGF_{2\alpha}$ ve tromboxan A_2 gibi vazoaktif maddelerin oluşturulmasının inhibisyonu ve spinal nöron eksitabilitesinin artmasıdır (103-105).

Bugüne kadar akut SKH tedavisinde MPSS ve diğer ajanların kullanılması ile ilgili üç büyük klinik araştırma yapılmıştır. Akut SKH'nın tedavisinde MPSS'nin kullanılması ile ilgili ilk büyük klinik araştırma National Acute Spinal Cord Injury Study (NASCIS-1)'dir. Çalışmada 330 hasta vardı ve yüksek doz (1000 mg IV bolus, ardından 1000 mg/gün 10 gün boyunca) MPSS ile düşük doz (100 mg IV bolus, ardından 100 mg/gün 10 gün boyunca) MPSS plasebo kontrol olmadan karşılaştırılıyordu. Plasebo kontrolü, araştırmacıların MPSS'nin etkili olduğuna inanması ve vermemeyi etik dışı bulmaları nedeni ile dahil edilmemişti. Bu çalışmanın hayal kırıcı sonuçları SKH tedavisinde MPSS'nin etkinliğinide şüpheye sokmuştur (107,108).

NASCIS-1 sonrasında deneysel modeller MPSS'nin akut SKH'da kullanılmasına dair daha derin bilgiler elde etmemizi sağlamıştır. İlk önemli bulgu büyük intravenöz (IV) dozların gerektiğiydi. Ayrıca, lipid peroksidasyonu da dahil, MPSS'nin bifazik doz yanıt eğrisi olduğu görülmüştür. Örneğin; lipid peroksidasyonunu inhibe etmek için 30 mg/kg IV doz gerekirken, 60 mg/kg IV doz lipid peroksidasyonuna hiçbir etki yapmamaktadır. Diğer bir gözlem ise MPSS'nin spinal dokuya yayılımı hasar sonrası azalırken lipid peroksidasyonunun hasar sonrası artması ve geri dönüşümsüz olması nedeni ile, MPSS tedavisinin hasar sonrası mümkün olduğunca erken başlatılmasıdır. Son gözlem ise MPSS'nin olumlu etkilerinin doku dağılımı ve eliminasyonu ile paralel olduğu idi. Sonuç olarak daha sık dozlarla MPSS önerilmiştir.

NASCIS'ın sonraki fazının (NASCIS-2) düzenlenmesinde bu bilgiler dikkate alındı. NASCIS-2 çok merkezli, randomize, çift-kör plasebo kontrollü, NASCIS-1'in sınırlarını aşmayı hedefleyen ve akut SKH tedavisinde MPSS'nin (30 mg/kg bolus 15 dakika içinde, 45 dakika ara ve 5.4 mg/kg/h sürekli infüzyon 23 saat boyunca) ve opioid reseptör antagonisti olan Naloksan'ın (5.4 mg/ kg bolus 45 dakika ara 23 saat boyunca 4 mg/kg/h sürekli infüzyon) etkinliğini değerlendiriyordu (109,110). Bu çalışmanın sonuçlarıda tartışmalıydı. Çünkü çalışmada daha önceden planlanan karşılaştırmalar bırakılmıştı ve duyusal veya motor iyileşmeyi karşılaştırmak için şansa dayalı bilgi birikimi gerekli idi. Bu çalışmada çıkan ilginç bir sonuç şudur ki eğer MPSS ilk hasardan 8 saat geçtikten sonra başlarsa plaseboya göre MPSS'de motor iyileşme daha az olmaktadır.

NASCIS-2'de penetran SKH (silah yaralanması) hariç tutulduğundan NASCIS-2'nin sonuçları bu alt kategoriye uygulanamaz (109). Levy ve arkadaşlarının (111) yaptığı retrospektif çalışmada penetran SKH'lı hastalarda MPSS verilmesinin fonksiyonel çıktı üzerinde etkili olmadığı gösterilmiştir. NASCIS-2'de ki değerlendirme kriterleri, araştırmacıların MPSS'nin nörolojik fonksiyonu hasar seviyesinde segmental fonksiyonun geri dönüşümü ile mi (hasar yerindeki bir veya birkaç sinir kökünün iyileşmesinede bağlı olabilir) yoksa uzun spinal trakt fonksiyonlarının spinal kord lezyonunun aşağısındaki iyileşmesine mi bağlı olduğunu ayırt etmelerini sağlayacak kriterlerden yoksundu. NASCIS-2'de ki iki araştırmacı bunu aydınlatmak istediler. Deneyden elde edilen verileri kullanıp, NASCIS-2'nin sonuçlanmasından sonra geliştirilen istatistik metodlarını kullanarak analiz yaptılar. Sonuçlar MPSS tedavisinin hasar sonrası ilk 8 saatte başlatılmasının yararlılığını göstermiştir. Ayrıca nörolojik düzelmenin, hasar yerinin iyileşmesinin çok az katkısı olmakla beraber asıl olarak hasarın altındaki seviyelerde bir veya birkaç sinir kökünün iyileşmesine bağlı olduğunu göstermişlerdir. Bu nedenle daha distal olan motor ve duyusal fonksiyonlar hasar seviyesine göre daha iyileşmiş oluyordu (112).

NASCIS-3'ün ilk sonuçları 1997'de yayınlandı. Bu çiftkör, randomize ve plasebosuz çalışma 3 aşamadır. Birincisi; araştırmacılar 48 saatlik MPSS tedavisinin mi (30mg/kg IV bolus, ardından 5.4 mg/kg/saat sürekli infüzyon 48 saat) yoksa 24 saatlik tedavinin mi (30 mg/kg IV bolus, ardından 5.4 mg/kg/saat sürekli infüzyon 24 saat) daha iyi nörolojik iyileşmeyi sağlayacağını ortaya çıkarmak istiyorlardı. İkincisi; lipid peroksidasyonun glikokortikoid olmayan bir inhibitörü olan Trilazad Mesilat'ın (TM) etkinliği denenecekti. Üçüncü olarak ise;

MPSS'nin ilk 8 saatte ki erken veya geç dönemde uygulamasının etkinliği ile başlangıçta tam yada tam olmayan hasarı olan hastalara tedavinin etkinliği araştırılacaktı. Çalışmaya kilosu 109 kg'dan fazla olanlar ve ateşli silahlarla yaralanmalar dahil edilmedi. Tüm hastalara başlangıçta 20-40 mg/kg IV bolus MPSS verildi ve orijinal doz 20 mg/kg'dan az verilmiş ise ek bolus önerildi. Plasebo kontrolü yapılmadı çünkü MPSS'nin etkinliğini ispatladığı düşünülüyordu ve MPSS vermemenin ciddi etik sorunlar doğuracağı düşünülüyordu. Ayrıca NASCIS-3'te Functional Independence Measure kriterleride vardı ve gündelik fonksiyonların durumu ölçülüyordu (113-114). Functional Independence Measure'da kişisel bakım kontrolü, mobilite, lokomosyon, komunikasyon ve sosyal kognusyon gibi kriterler vardı. TM grubuna dahil edilen hastalarda MPSS grubuna göre önemli derecede kötü sonuçlar bulunmuştu. Her iki MPSS grubu arasında hiç önemli başlangıç motor fonksiyon farkı yoktu. Ek olarak, diğer verilerde sadece küçük farklar vardı.Düzenli takiplerde her iki grup arasındaki mortalite benzerdi. Araştırmacılar NASCIS-3 sonuçlarının akut SKH tedavisinde yüksek doz MPSS kullanılmasını desteklediğini düşündüler. Ayrıca MPSS'yi hasarın ilk 3 saatinde alan hastaların 24 saatlik, ilk 3-8 saatte alanların ise 48 saatlik rejim alması gerektiği sonucunu çıkardılar. 48 saatlik TM tedavisi 24 saatlik MPSS tedavisi kadar etkin olmakla beraber 48 saatlik MPSS kadar etkili değildi. Ayrıca, akut SKH'de şimdilik alternatif doz rejimleri ile araştırmalar yapmadan TM ile tedavinin bir mantığı olmadığı sonucu çıkmıştı (113, 114).

4.3.2.2. 21-aminosteroidler (Lazaroidler)

Yüksek doz MPSS ile lipid peroksidasyonunun inhibisyonu glukokortikoid reseptörleri ile yönetilmemektedir. Buradan yola çıkarak, glukokortikoid reseptörlerini uyarmadan lipid peroksidasyonunu inhibe edebilecek glukokortikoid analoglarının sentezlenebileceği düşünülmüştür. Bu tarz bir bileşik, SKH'nin sekonder hasarına karşı koruyucu olacağı gibi, glukokortikoidlerin klasik yan etkilerini göstermeyecek ve mineralokortikoid aktivitesinden de uzak olacaktı. Buradan 21 aminosteroidler keşfedilerek,. SKH, subaraknoid kanama ve inmede U-74006F (Trilazad Mezilat) klinik için seçilmişlerdir (115).

Trilazad mezilat'ın (TM) üç temel etki mekanizması olduğu kabul edilmektedir. Birincisi vitamin E'nin lipid peroksidasyon radikallerini temizleme mekanizması ile eş gözükmektedir. İkinci mekanizma endojen vitamin E'nin lipid peroksidasyonunun engellenmesini kolaylaştırmaktadır. Üçüncüsü ise membran akışkanlığında bir azalmadan kaynaklanan hidroksil radikallerinin temizlenmesi ve membran stabilizasyonudur (104,115,116).

TM'nin, SKH'nın deneysel kedi modellerinde etkin olduğu gösterilmiştir. Anderson ve arkadaşları (117) 1.6-160 mg/kg TM'yi 48 saatlik dozlarla alan kedilerin plasebo alan kedilere göre hasardan 4 hafta sonrasında daha iyi durumda olduklarını göstermişlerdir. Ayrıca TM ile tedavi edilen kedilerin normal nörolojik fonksiyonlarının %75'i geri dönmüştür. Hall (115) ise plasebonun, TM 3 mg/kg'ın ve TM 10 mg/kg'ın spinal kord kan akımındaki (SCBF) etkisini araştırmışlardır. Plasebo veya TM 3 mg/kg dozu alan kedilerde SCBF, başlangıç değerlerininin altına düşmüştür. Halbuki diğer gruplarla karşılaştırıldığında TM 10 mg/kg alan kedilerde SCBF önemli miktarlarda yüksek bulunmuştur. Diğer bir ilginç bulgu ise daha önce plasebo verilip çalışmanın sonunda 3 mg/kg bolus TM verilen kedilerde bulunmuştur. Burada SCBF'nin 30 dakika içinde önemli miktarda artması ile iskeminin bir miktar geri dönüşübiliyordu. Başka çalışmada ise plasebo verilen kedilerde SCBF hasardan 4 saat sonra % 42 oranında azalmıştır. Tersine, en yüksek TM dozu olan üç çalışma grubunda ise hasardan 4 saat sonra en yüksek SCBF bulunmuştur (116). Anderson ve arkadaşları (118) TM'nin hasardan 4 saat sonrasına kadar kullanılmasının yararlı etkilerinin olduğunu göstermişlerdir. Daha önce belirtildiği gibi TM NASCIS-3'de değerlendirilmiştir (113-114).

NASCIS-3'te kullanılan TM tedavisi rejimi, 24 saat MPSS rejimi kadar etkin gözükmektedir. Bu kesişme NASCIS-2'de MPSS'nin plaseboya göre daha etkin olduğunun gösterildiği sonucuna dayanmaktadır.

4.3.2.3. Opioid Reseptör Antagonistleri

Akut SKH sonrası endojen opioid seviyelerinin artması ve bunu takiben opioid reseptörlerinin aktive olması sekonder hasarı arttırabilmektedir. Sekonder hasarı önlemek için spesifik olmayan bir opioid reseptör antagonisti olan naloksan, en geniş biçimde çalışılmış ajandır. Bir kaç deneysel SKH modelinde yararlı etkilerinin olduğu gösterilmekle beraber, tüm çalışmalarda bu doğrulanmamıştır (69). NASCIS-2'de SKH'nin klinik tedavisinde naloksanın yararlı olmadığı sonucuna varılmıştır. (110). Yapılan ileri istatiksel analizlerde ise, tam olmayan SKH'de naloksanın hasardan sonraki 8 saat içinde kullanılması durumunda, lezyonun altındaki iyileşmenin plaseboya göre önemli derecede yüksek olduğu bulunmuştur. Bu çalışmalarda, naloksanın SKH tedavisinde halen kullanışlı olabileceği, fakat ilaç doz rejimlerinin ve uygulama zamanlamasının hayvan çalışmaları ile düzeltilmesi gerektiği sonucuna varılmıştır (112).

Akut SKH'de daha spesifik opioid reseptör antagonistlerinin mevcudiyetide olasıdır. SKH sonrası κ(kappa)-reseptör bağlanmasının arttığı gösterilmiştir(96). Bir κ-reseptör antagonisti olan Norbinaltorphimine, sıçanlarda SKH sonrası kullanılarak etkisi olumlu olmuştur. κ-reseptör spesifik antagonistlerini kullanan diğer deneysel SSS hasar modellerinde de yararı görülmüştür. Opioid reseptör antagonistlerinin opioid reseptör antagonizmasına ek olarak SCBF'nin düzelmesi, kalsiyum akışının azalması, serbest magnezyum konsantrasyonu ve hücresel biyoenerjitik durumun ve uyarıcı aminoasitlerin salınımının düzenlenmesi gibi etkileride bulunmaktadır (69,87,97).

4.3.2.4. Gangliosidler

Gangliosidler, SSS hücrelerinde yüksek konsantrasyonlarda bulunan kompleks asidik glikopeptidlerdir. Hücre zarının önemli bir komponentidirler ve özellikle hücre zarı yapısının dış tarafında yerleşmişlerdir (17,99). Monosialotetrahexosylganglioside (GM-1 gangliosid) SSS'de nöronların aksonlarında, myelin kılıfta ve beyaz maddedeki glial hücrelerde bulunurlar. GM-1 gangliosidler nörit büyümesini hızlandırır, sinir rejenerasyonunu ve yeniden büyümeyi uyarır ve deneysel SSS hasar modellerinde hem retrograd hem de anterograd dejenerasyona karşı koruyucudurlar. Gangliosidler ayrıca uyarıcı aminoasit salınımını azaltırlar ve sinir iletimini etkileyen protein kinaz C'yi düzenlerler. Protein Kinaz C'nin inhibisyonu iskemi sonrası sinir hasarını engelleyebilmektedir (97).

Yayınlanan bir klinik çalışmada, akut SKH'da GM-1 gangliosidlerin kullanılması değerlendirilmiştir (17). Burada tedavi hasardan sonraki 72 saatte başlatılmış ve 18-32 doz halinde 100 mg/gün IV dozunda uygulanmıştır. Bir yıl sonunda plaseboya göre nörolojik işlevler daha iyi olarak tespit edilmiştir. Sonuçta SKH tedavisinde, GM-1 gangliosidlerin güvenilir ve yararlı olduğu sonucuna varılmıştır (97).

4.3.2.5. Tirotropin Salgılayan Hormon (TRH) ve TRH Analogları

TRH, hipofizotropik rolünün yanında başka fizyolojik etkileride olan bir tripeptidtir. Belirgin otonomik ve analeptik etkileri vardır ve vücut sıcaklığının düzenlenmesinde homeostatik bir rolü de mevcuttur. TRH ve analogları, endojen opioidler, trombosit aktive edici faktör, peptidolökotrienler ve uyarıcı aminoasitler gibi önerilen otodestrüktif etkenleri antagonize ederek SKH tedavisinde yararlı olabilirler. Ayrıca, SCBF'yi arttırabilirler, iyonik dengeleri ve hücresel biyoenerjitik durumu düzeltebilirler ve lipid degradasyonunu azaltabilirler (97,119). Kedilerde yapılan çalışmalarda TRH, SKH sonrası uzun dönemli motor iyileşmeyi önemli miktarda arttırmıştır. Yararlı etkileri doza bağımlı ve tedavi 24 saat hatta 1 haftaya kadar ertelendiğinde bile etkindir. Pitts ve arkadaşları (119) küçük bir klinik denemede, TRH'ın 0.2mg/kg IV bolus, ardından da 6 hafta boyunca 0.2 mg/kg/saat infüzyonla verildiğinde, hasardan sonraki 4. ayda duyusal ve motor fonksiyonlarda önemli gelişme sağladığını göstermiştir. TRH hasardan sonraki ilk 12 saat içinde verilmiştir.

Deneysel SKH modellerinde, TRH'a göre enzimatik degradasyona daha dayanıklı olan ve buna bağlı olarak invivo yarı ömürleri daha uzun olan TRH analoglarının da bir miktar yararlı olduğu gösterilmiştir.TRH benzeri etkiye sahip olan tüm TRH analogları SKH'da etkili değildir. Bir çalışmada TRH analogları olan CG3509 ve YM14673 fonksiyonlarda önemli miktarda iyileşme sağlarken, MK-771 ve RX77368 etkisiz olarak bulunmuştur. MK-771 ve RX77368 TRH'ın N-terminallerinin modifikasyonu ile sentezlenmişlerdir. Buradan yola çıkarak, SKH tedavisinde yararlı etki edecek olan TRH analoglarının modifiye edilmemiş N-terminali ile beraber modifiye C-terminalinin olması gerektiğine inanılmıştır. Kısaca, TRH ve uygun TRH analoglarının SKH tedavisinde gelecek vadettiği söylenebilir. TRH ve TRH analoglarının doğrudan MPSS, deksametazon, opioid reseptör antagonistleri, kalsiyum kanal blokerleri, 5-HT reseptör antagonistleri ile karşılaştıran araştırmalarda, TRH ve TRH analogları daha üstün bulunmuştur. Tüm karşılaştırmalarda herbir maddenin optimal dozları kullanılmıştır (97,119).

4.3.2.6. Antioksidanlar ve Serbest Radikal Temizleyicileri

Akut SKH sonrası, lipid peroksidasyon endojen antioksidanlarca bir dereceye kadar azaltılabilmektedir. α-tokoferol (vitamin E), retinoik asit (vit A), askorbik asit (vit C), selenyum ve Koenzim-Q gibi bazı ubiquinonların seviyesinin travma sonrası azaldığı gösterilmiştir. Buna bağlı olarak endojen antioksidanların yerine konulması lipid peroksidasyonunca oluşturulan hasarın engellenmesinde yararlı olmaktadır (40,97).

Deneysel SKH tedavi modellerinde vitamin A ve C ön tedavisinin yararlı olduğu gösterilmiştir (106,120). Ancak, SSS'ye alınım yavaş olabileceğinden dolayı (özellikle vitamin E) hasardan önce yeterli seviyelerin bulunması gerekmekte ve buna bağlı olarak klinik uygulama sınırlı olmaktadır. Antioksidan veya serbest radikal temizleyicisi olarak etkiye sahip olan diğer maddelerin deneysel SSS hasar modellerinde yararlı olduğu gösterilmiştir. Bu maddelerin içinde desferoksamin, polietilen glikol ile konjuge edilmiş superoksit dismutaz ve α-fenil-n-tert-butil-nitron vardır (65,96,97).

4.3.2.7. Kalsiyum Kanal Blokerleri

Toksik nöral hücre ölümünde intrasellüler kalsiyum birikmesi son ortak yol olarak görülmüştür ve SKH patofizyolojisinde önemli bir yer tutmaktadır. Doğrudan nörotoksik etkisine ek olarak vasküler düz kaslara kalsiyum girişi vazospazmada neden olabilir (11). Sodyum kanal blokerleri, NMDA ve AMPA-kainat reseptör antagonistleri hücre içi kalsiyum birikiminin durdurulmasına yardımcı olurlar. Nimodipin gibi kalsiyum kanal blokerleri, kalsiyum fizyolojisindeki bu bozukluğu engellemek için çalışılmıştır.

İnvitro olarak, Na^{+}-Ca^{++} köprüsünün antagonisti olan, benzamil ve bepridil'in etkin olduğu gösterilmiştir. Kalsiyum kanal blokerlerinden dihidropridin sınıfına ait olan nimodipin, SSS dolaşım fonksiyonuna da olan düzeltici etkileri nedeni ile en çok çalışılmış olan ajandır. Nimodipin, vasküler düz kaslardaki kalsiyum birikimini azaltmak için çalışılmıştır, zira bu birikimin vazospazm ve posttravmatik iskemiye neden olduğu düşünülmektedir. Nimodipinin SCBF'yi arttırdığı ve bir SKH deneysel modelinde posttravmatik iskemiyi geri döndürdüğü gösterilmiştir. Halbuki kalsiyum kanal blokerlerinin nörotoksik hasarı azaltmalarına ve hasar sonrası oluşan etkiyi düzeltmelerine dair yapılan çalışmalarda herhangi bir yararları gösterilememiştir. Kalsiyumun aşırı yükselmesi ve buna bağlı nörotoksik hasar sadece bir deneysel modelde nimodipin gibi kalsiyum kanal blokerleri ile azaltılmıştır (11,97,121,122) Nörotoksisitenin gelişmesinde, örneğin NMDA kanalları gibi glutamaterjik mekanizmalarda önemli görünmektedir. Birkaç başka hayvan deneyi de SKH tedavisinde kalsiyum kanal antagonistlerinin etkinliğini göstermemiştir (123-125). SKH'nın oluşumundan sonra uygulandığında nimodipinin önemli yararlı etkisi gözükmektedir. Nimodipin hasardan önce uygulanırsa yararlı olmaktadır (11,87), ama bu tedavinin klinik önemi ve pratikliği sınırlıdır. SKH'nın tedavisinde kalsiyum kanal antagonistlerinin yararsızlığının altında yatan kalsiyumun intrasellüler akışı ve buna bağlı olaylar hemen hasardan sonra ortaya çıkıp, girişimin uygulanabilirlik penceresini daraltmaktadır. Bu da, nimodipinle tedavi öncesinde görülen başarının azalmasına neden olmaktadır. Ek olarak, daha önce belirtilen çalışmalardaki dozlar da yetersiz geliyor olabilir (97). Kalsiyum kanal antagonistlerinin artmış dozları ise hipotansiyonu arttırabilir, yinede ortalama arteriyel basınçtaki azalmaya rağmen nimodipin uygulamasının SCBF'yi arttırdığı bilinmektedir (21,121).

4.3.2.8. Magnezyum

Magnezyum miktarında azalmaya neden olan durumlar sekonder hasara katkısı olan mekanizmalardan biridir. Magnezyum replasman tedavisi sekonder hasarı azaltmada bir yöntem olarak çalışılmıştır.

Beyin hasarı ile ilgili deneysel rat modellerinde tedavi öncesi 0.1 mEq magnezyum sülfatla serbest magnezyum konsantrasyonunun düşmesine engel olunduğu gibi, hücresel biyoenerjitik durum ve nörolojik durumda da çok yararlı olduğu görülmüştür. Daha sonra yapılan bir çalışmada, hasardan 30 dakika sonra verilen magnezyum klorid tedavisinin nörolojik işlevlerde plaseboya göre önemli ve doza bağımlı bir yarar sağladığı gösterilmiştir. Yakın zamanlarda yapılan bir çalışmada, yüksek doz (600 mg/kg MgSO4) magnezyum tedavisinin aksonal işlevlerde (SEP ile değerlendirilmiş) önemli düzelme sağladığı ve ratlarda akut SKH sonrası lipid peroksidasyonunu azaltığı bildirilmiştir (97,126).

4.3.2.9. Sodyum Kanal Blokerleri

SKH sonrası, intrasellüler sodyumda belirgin birikim olmaktadır. Buna bağlı olarak sodyum kanallarını bloke edebilecek lokal anestezikler, antiaritmikler ve bazı antikonvulzanların invitro modellerde sodyum kanallarını hedef alan nöroprotektif ajanlar olduğu gösterilmiştir (70,97).

Sodyum kanal blokerlerinin invitro yararlı etkileri de gösterilmiştir. Sıçanlarda yapılan bir çalışmada sodyum kanal blokeri olan tetrodotoksinin, akut SKH tedavisindeki kullanımı değerlendirilmiştir. Tetrodotoksin'in klinik kullanımı çok toksik olmakla beraber hasar sonrası lokal uygulanmasının uzun dönemde önemli doku korumasını sağladığını ve fonksiyonel defisitleri azalttığı bilinmektedir. Yine sıçanlarda yapılan bir çalışmada potansiyel bir sodyum kanal blokeri olan QX-314 değerlendirilmiştir (70). Bir miktar doku koruması olmakla beraber hasar sonrası nörolojik işlevlerde önemli bir gelişme olmamıştır. Schwartz ve Fehlings (127) kemirgenlerde yapılan bir SKH modelinde sodyum kanal blokeri olan Riluzol'ün sistemik uygulamasının hem beyaz hem de gri maddede önemli nöroproteksiyon sağladığını göstermişlerdir. Sodyum kanal blokerlerinin kullanılması etkili bir tedavi yöntemi olacakmış gibi durmakla beraber umut kırıcı pekçok bilgi mevcuttur (97,105).

4.3.2.10. NMDA ve AMPA–Kainat Reseptör Antagonistleri

Uyarıcı aminoasitlerin artmış seviyelerinin (eksitotoksisite) etkilenimini, uyarıcı aminoasit reseptör antagonizması ile durdurabilen ajanlar potansiyel terapotik kullanıma sahiptirler. Kompetetif NMDA reseptör antagonistleri glutamat tanıma bölgesine bağlanarak reseptörün inhibisyonuna neden olmaktadır. Nonkompetetif antagonistler ise NMDA-bağımlı iyon kanallarına bağlanırlar ve reseptör inhibisyonunu sağlarlar. Ayrıca glisin-bağlayıcı bölgenin antagonizması NMDA reseptör inhibisyonunu yapabilmektedir. Bazı ülkelerde antiparkinson ilacı olarak kullanılan NMDA reseptör antagonisti Memantine iki farklı SKH sıçan modelinde çalışılmış ve ne iskemik ne de travmatik SKH modelinde nöroprotektif etkileri gösterilememiştir (67,95,97). Diğer araştırmacılarda deneysel SSS hasar modellerinde hem kompetetif hem de nonkompetetif NMDA reseptör antagonistlerinin etkinliğini araştırmışlar ve yararlı etkileri olduğunu göstermişlerdir. Ajanlar terapotik dozlarda toksik olup, toksisitesi düşük olanlar yeterli reseptör afinitesinden yoksundurlar. (10,66,105).

Wrathall ve arkadaşları (68), ileri derecede selektif AMPA-kainat reseptör antagonisti olan NBQX'in SKH tedavisinde kullanılmasını ratlarda denemişlerdir. Hasardan 4 saat sonra NBQX'in lokal uygulanmasının hasar yerine komşu gri maddede koruyucu olduğunu ve hasar yerinin kaudalinde de bir miktar nöronal koruma sağladığını göstermişlerdir. Buna rağmen, tedavi ve kontrol grupları arasında 2 hafta veya daha sonrasına kadar fonksiyonel iyileşmede olmadığı gösterilmiştir. Wrathall ve arkadaşlarının yaptığı daha eski bir çalışmada hasardan 15 dakika sonra lokal olarak uygulanan NBQX'in önemli miktarda beyaz madde koruyucu etkisinin yanında bir miktar gri madde koruyucu etkisinin olduğu, ayrıca daha hızlı fonksiyonel iyileşme olduğu gösterilmiştir. Daha sonraki bir araştırmada sıçanlarda spinal kontüzyon sonrası NBQX'in etkisine bakılmıştır. NBQX'in fokal mikroenjeksiyonu aksonal hasar indeksinde önemli bir iyileşmeyi göstermiştir ki aksoplasmik ve myelinik patolojilerin önemli bir kantitatif göstergesidir. Ayrıca glial kayıpta (özellikle oligodendrositlerde) % 50 oranında azalmıştır (68, 97).

4.3.2.11. Araşidonik Asit Metabolizmasının Modülasyonu

Azalmış kan akımını takiben trombosit agregasyonu ve sonucunda iskemi nedeni ile araşidonik asidin tromboksanlara, prostoglandinlere ve lökotrienlere, SKH sonrası dönüştürülmesi zararlıdır. Araşidonik asitlerin dönüştürülmesi ile ilgili enzimleri inhibe eden ilaç tedavisi yararlı olabilir. Prostosiklin (PGI_2) veya ilgili analoglarının uygulanmasıda araştırılmıştır. Prostosiklin, vasküler endotelce üretilen, güçlü vazodilatör etkisi olan ve trombosit agregasyonunu inhibe eden araşidonik asidin doğal bir metabolitidir (83).

Hallenbeck ve arkadaşları (128) naloksan ve kombine indometazin, heparin ve prostosiklin tedavisini kedilerde değerlendirmişlerdir. Kombine tedavi grubunda tedavi hasardan 1 hafta sonra uygulanmıştır. İndometazin (4 mg/kg) ve heparin (300 U/kg) hasardan 1 ve 2 saat sonra IV bolus olarak, prostosiklin (200 ng/kg/dakika) sürekli IV infüzyonla verilmiştir. Kombine tedavi plaseboya göre nörolojik fonksiyonlarda önemli derecede iyileşme sağlamıştır.

Her ikiside NSAİD ve siklooksijenaz inhibitörü olan İbuprofen ve meclofenamate, seçici bir tromboxan A_2 sentataz inhibitörü veya bir prostosiklin analogunun kullanılması SCBF'nin desteklenmesi konusunda kedilerde araştırıldığın da ibuprofen veya meclofenamate'ın ön tedavisi SCBF'nin normal sınırlarda tutulmasını sağlamıştır. Tromboxan A_2 sentetaz inhibitörünün veya PGI_2 analoglarıyla ön tedavi ise yararsız bulunmuştur (87). Fakat her iki ajanda SCBF'deki düşüşü azaltmıştır. Prostosiklin deriveleri ve siklooksijenaz-lipooksijenaz inhibitörlerinin karışımı SKH sıçan modellerinde yararlılık göstermiştir. Stabil bir prostosiklin analogu olan iloprost, SKH deneysel modellerinde yararlı olmuştur (97).

Resnick ve arkadaşları (92), COX-2 'nin SKH sonrası arttığını ve deneysel SKH sonrası selektif COX-2 inhibitörleri ile (SC58125) tedavinin fonksiyonel çıkışını düzelttiğini göstermişlerdir. Reversible spinal kord iskemisinin deneysel bir modelinde, selektif COX-2 inhibitörü SC-236 ile tedavinin nöroproteksiyon sağladığı ve tavşanlarda davranış defisitlerini düzelttiği gösterilmiştir (18).

4.3.2.12. Diğer Olası Tedavi Stratejileri

Nörotrofik büyüme faktörleri hasar sonrası nöronal dejenerasyonu engelleyebildikleri gibi, korunan nöronların reaktif tomurcuklanmalarınıda uyarabilirler. Nörotrofik büyüme faktörleri bazı deneysel SKH modellerinde yararlı olmuştur (98).

Deneysel SKH'da 5-HT1 ve 5-HT2 reseptör alt sınıflarına antagonist etkisi olan seratonin antagonistlerinin de yararlı olduğu görülmüştür. Deneysel şartlarda, sinir greftlerinin rejenerasyon ve elongasyon yapabilecekleri gösterildiğinden, SKH tedavisinde aksonal elongasyona yardımcı maddelerin yararlı olabileceği düşünülüp, aksonal rejenerasyon inhibitörlerine yönelik antikorların (örnek: MAG) antirejeneratif etkilerinin nötralizasyonu yolu ile SKH tedavisinde yararlı sonuçlar alınmıştır (97).

Potasyum kanal blokeri olan 4-aminopridin'in kronik SKH'lı hastaların tedavisinde nörolojik fonksiyonlarının iyileşmesinde yararlı etkileri olduğu görülmüş olup, bu iyileşmenin 4-aminopridin'in potasyum kanallarını bloke edici etkisine bağlı olduğu düşünülmektedir ve bu demyelinize internodlardan iletimi, nöronöronal ve nöromusküler iletimi, korunmuş olan aksonlarda kolaylaştırmaktadır (97).

Son zamanlarda yapılan kantitatif bir çalışmada, antineoplastik paclitaxel, MPSS ve 4-aminopridin'in sıçanlardaki akut SKH'da kullanılması araştırılmıştır. Paclitaxel 2 hafta boyunca haftada 6 gün 18.75 mg/m^2 dozuyla verilmiş ve iyileşmeyi değerlendirmek için davranış testler, SEP yanıtlarının kaydedilmesi ve histolojik testler yapıldığında hem paclitaxel hem de MPSS tedavisi uygulanan gruplarda değerlendirme kriterlerine göre iyileşme gözükürken, aminopridin grubunda görülmemiştir. Paclitaxel'in kullanılmasının nedeni, akut SKH sonrası uygulanan düşük dozun, spinal aksonların hücre iskemisini koruyacağı idi. Bu nöronal şeklin korunması, veziküller ve hücre organallerinin intrasellüler transportunu sağlayacaktır.

Bir β_2-adrenoseptör agonisti olan Clenbuterol'ün lokomotor fonksiyonların düzelmesini ve önemli miktarda nöroproteksiyon sağladığı hasar görmüş spinal kordu olan farelerde gösterilmiştir.

Progesteronun da sıçanlarda SKH sonrası önemli miktarda daha iyi fonksiyonel etki (Basso-Beattie-Bresnehan lokomotor derecelendirme skalası ile değerlendirilmiştir) ve hasarın olduğu yerde önemli miktarda daha fazla beyaz maddeyi koruduğu gösterilmiştir.

Deneysel SKH'da hem antikoagülan hem de antienflamatuar etkili bir proteaz inhibitörü olan Gabexate mesylate'la pre-post tedavi Tarlov skoru ile değerlendirilen motor bozukluklarda önemli azalmayı sağladığı gibi doku myeloperoksidaz aktivitesi ile ölçülen hasarlı dokudaki lökosit birikiminde de önemli azalma sağladığı gösterilmiştir.

Antikoagülan etkili bir serin proteaz olan Protein C'nin, deneysel SKH tedavisinde yararlı olduğu gösterilmiştir. Hasar öncesi ve sonrası tedavi intramedüller kanama sayısı gibi motor bozuklukların ciddiyetini de azaltmıştır (97).

Hücre ölümünün apopitotik sıralamasını hedef almak SKH'da potansiyel bir girişim olarak açığa çıkan bir alandır fakat bu konudaki araştırmalar halen çok yenidir. Apopitotik yol ve sekonder SKH'da kaspaz aktivasyonu önemlidir (129-133). Son zamanlarda, kaspaz –3 inhibisyonunun (intraperitoneal zDEVD fmk ile) deneysel SKH'da nöroprotektif olduğu gösterilmiştir (130). Bcl-2 (bir antiapopitotik protein) uygulanmasıda deneysel SKH'da nöroprotektiftir. Bcl-2'nin belirgin koruyucu etkisi, bu proteini overexpress eden transgenik farelerin iskemik hasara daha dayanıklı olmalarıyla gösterilmiştir. Ayrıca, apopitozisin protein sentezini içermesi varsayımından yola çıkan araştırmacılar deneysel SKH modellerinde protein sentez inhibitörlerinin etkilerini araştırmışlar ve sikloheximide gibi protein sentez inhibitörlerinin uygulanması ile SKH sonrası, farelerde ki sonuçlarda düzelmeye neden olduğunu görmüşlerdir. Kalsiyumla aktive edilen ve proteaz olan kalpain ve c-jun-N-terminal kinaz sinyalleyen yolun inhibitörleri motor nöronlarda apopitoz gelişimini inhibe edebilirler. Ayrıca apopitoz; sitokinler, enflamatuar hasar, serbest radikal hasarı ve eksitotoksisite gibi pekçok sekonder hasar unsurunca tetiklenebileceğinden bunlara yönelik tedaviler programlı hücre ölümünü engelleyebilir. Örneğin; düşük doz nitrik oksit sentaz inhibitörü (N-nitro-L- arginin) ile tedavi deneysel SKH'da motor hasarı önemli miktarda azaltmıştır. İndüklenebilen nitrik oksit sentaz enflamasyonda ve serbest radikallerin oluşturulmasında önemlidir ve apopitotik yolu uyarırlar (129-133).

Transplantasyonda oldukça yaygın olarak kullanılan Tacrolimus (FK-506), sıçanlarda SKH sonrasında önemli miktarda aksonal koruma sağladığı gösterildiği gibi nöroprotektiftir. Tacrolimus'un ayrıca, nöronal büyüme ile ilgili bir protein olan GAP-43'ün etkisini arttırdığı ve sıçanlarda SKH sonrası işlevsel iyileşmeyi arttırdığı ispat edilmiştir. Ayrıca, Tacrolimus'un MPSS ile sinerjitik etkisi olduğu görülmektedir (97,148).

SSS travmatik hasarında, siklosporin-A'da aynı şekilde etkili görülmüştür. Siklosporin-A antienflamatuar immunosupresif etkilere sahiptir ve iç mitokondrial zarın kalsiyum tarafından uyarılan permiabilite değişikliklerini (membran potansiyelini azaltan, ozmotik şişme ve mitokondrial lizise katkıda bulunan) hedef alıp bunu inhibe ederek hücre ölümünü engellediği düşünülmektedir. Dahası, siklosporin-A MPSS gibi lipid peroksidasyonunu bir dereceye kadar inhibe eder ve deneysel modellerde SKH sonrası klinik düzelme sağlar.

Travmatik beyin hasarında daha çok çalışılmış olmalarına rağmen, bu ajanlar SKH tedavisinde de umut vericidir.

4.4. Dantrolen

Dantrolen, sarkoplazmik retikulumdan kalsiyum salınımını azaltıp eksitasyon-kontraksiyon kenetini direkt etkisiyle bozarak çizgili kasların kontraksiyonunu azaltan hidantoin türevi bir ilaçtır. Dantrolen çizgili kasları kas düzeyinde gevşetir. Bu etkisi ile santral etkili kas gevşetici ve nöromusküler bloke edici ilaçlardan ayrılmaktadır. Bu nedenle oluşturduğu antispastik etki SSS'ni deprese etmesine rağmen nöronlarla ilgili değildir. Dantrolen nöromusküler geçişi etkilemez ve iskelet kas membranının elektriksel özelliklerini değiştirmez. Çizgili kaslarda SR'a etkili olup,kas taban plağı ve kas hücre membranına etkisi olmadığından kas membranının depolarizasyonunu bozmaz. Bu nedenle kas aksiyon potansiyelini değiştirmeden çizgili kaslarda kasılmayı azaltmaktadır.

Omurilikte gamma motor nöron inhibisyonuna benzeyen etki ile infrafuzal kas liflerine etki ederek antispastik etki oluşturmaktadır. Bu nedenle Dantrolen hemipleji, parapleji, serebral paralizi ve multipl skleroz gibi nörolojik hastalıklarda oluşan spastisitede kullanılır. Üst motor lezyonu olan hastalarda dantrolen tedavisi ile genellikle spastisite azalır ve fonksiyonel kapasite artar. Ancak, hipertonisiteyi azaltırken tüm çizgili kaslarda hafif gevşeme ve güçsüzlük yaptığından, sadece spastisitenin günlük yaşamı bozduğu veya rehabilitasyonu engellediği durumlarda kullanılmaktadır. Etkisine karşı zamanla tolerans gelişmediği görülmüştür. Dantrolen dominant herediter geçişli ve genellikle cerrahi esnasında nöromusküler bloke edici ajan veya inhalasyon anesteziklerinin kullanılması ile presipite olan malign hipertermide 1 mg/kg dozunda kullanılmaktadır. Bu hastalıkta SR'dan aşırı kalsiyum salınımı sonucu çizgili kaslarda kontraksiyon,vücut sıcaklığında artış,rabdomyoliz ve böbrek yetmezliği olur. Ayrıca mesane eksternal sfinkter kasının spazmına bağlı idrar retansiyonunun tedavisinde de kullanılmaktadır.

Dantrolenin gastrointestinal sistemden absorbsiyonu yavaş ve eksiktir. Fakat plazmada doza bağımlı konsantrasyon oluşur. Karaciğerde yavaş metabolize edilir ve 5-hidroksidantrolen ve asetaminodantrolen metabolitleri olarak idrarla atılır.

En sık görülen yan etkileri bulantı ve tüm çizgili kaslarda güçsüzlüktür. Tedavinin başlangıcında sık olarak öfori, uyuşukluk hali, başdönmesi ve yorgunluk hali görülür. Fakat bu yan etkiler genellikle geçicidir. Dantrolen şiddetli hepatotoksisite potansiyeline sahiptir. 60 gün veya daha uzun süre kullanımında fatal hepatit oluşma riski bulunmaktadır. Semptomatik hepatit % 0.5 görülürken hepatit fonksiyonlarında kimyasal anormallik %1 hastada görülür. Mevcut hepatotoksisiteden dolayı 45 günlük tedaviden fazla tedavi alan hastalarda dantrolen kesilip karaciğer fonksiyonları takip edilmelidir. Bazı hastalarda diyare görülebilirse de dozajın kademeli olarak arttırılması ile kontrol edilebilir. Dantrolen nadiren görme ve işitme halüsinasyonları yapmaktadır.

Solunum yetmezliği, koroner yetmezliği ve karaciğer bozukluğu olanlarda kontrendikedir.

Dantrolene sodyum'un peroral kullanım için 25, 50 ve 100 mg kapsülleri mevcuttur. Başlangıç dozu günde 25 mg olup kademeli olarak her 4 ile 7 günde 25 mg arttırılarak günlük maksimum 400 mg'a çıkılır; günlük doz dörde bölünerek verilebilir. Ayrıca 20 mg kuru toz halinde ilaç içeren viyal ve 60 ml çözücü su içeren IV formları vardır. (135-137).

5. GEREÇ VE YÖNTEM

Bu deneysel çalışma Marmara Üniversitesi Nörolojik Bilimler Enstitüsü Biyomekanik Laboratuarında ağırlıkları 250-300 gr arasında olan 45 adet erişkin Wistar sıçan kullanılarak yapılmıştır. Araştırma yeterli hava sirkülasyonu ve çevre ısısının sağlandığı ortamda yapıldı. Bu çalışma, Marmara Üniversitesi Tıp Fakültesi Deney Hayvanları Araştırma Etik Kurulu tarafından 29.04.2002 tarihinde onaylanmıştır.

Sıçanların uyutulması işleminde 10 mg/kg Xylazine (Rompun®, Bayer İlaç San. İstanbul) (IM) ile sedasyon yapılıp, 50 mg/kg Ketamin hidroklorür (Ketalar®, Parke- Davis lisansı ile Eczacıbaşı İlaç San. İstanbul) verilerek genel anestezi sağlandı.

Rahat bir cerrahi girişim sağlamak için özel tespit tahtalarında sıçanlara yüzüstü pozisyon verilmiştir. Cerrahi kesi sıçanların sırt kısmı tıraş yapıldıktan sonra, aseptik şartlar sağlanarak yapıldı.

Sıçanlara T5-T10 ortahat cilt insizyonu yapılıp cilt ve ciltaltı geçildikten sonra paravertebral adeleler subperiostal sıyrıldı. Sıçanlarının sırt kısmında en çıkıntılı kısım olarak göze çarpan T2'nin spinöz çıkıntısı cerrahi işaret noktası olarak kullanılıp, T6-T9 spinöz prosesleri alınarak laminektomi yapıldı. Dura sağlam bırakılarak Allen'in (8) tanımladığı metod ile 10 cm uzunluğundaki kılavuz tüp spinal kord merkezine yerleştirilerek sıçanların spinal kord dorsal yüzeyi T7-8 bölgesine 50 gr/cm olacak şekilde, yuvarlak yüzeyli paslanmaz çelik rod (3 mm, 5 gr ağırlığında) vertikal olarak bu tüp içinden düşürülerek spinal kordta hasar oluşturuldu.

Randomize olarak sıçanlar 6 gruba ayrıldı:

Grup 1: kontrol grubu (n: 7): Bu gruptaki sıçanlara sadece laminektomi yapıldı.

Grup 2: travma grubu (n: 8): Bu gruptaki sıçanlara laminektomi yapılıp, ağırlık düşürme metodu ile spinal kordta travma oluşturuldu.

Grup 3: (n: 8): Bu gruptaki sıçanlara laminektomi yapılıp, spinal kordta hasar oluşturulduktan hemen sonra intraperitoneal (IP) 30 mg/kg MPSS (Prednol-L, Mustafa Nevzat İlaç San. İstanbul) verildi.

Grup 4: (n: 8): Bu gruptaki sıçanlara laminektomi sonrası spinal kordta hasar oluşturulduktan hemen sonra 1 mg/kg (IP) Dantrolen Sodyum (Dantrolen IV, Procter&Gamble Pharmaceuticals-Germany GmbH) verildi.

Grup 5: (n: 8): Bu gruptaki sıçanlara laminektomi sonrası spinal kord hasarı oluşturulduktan hemen sonra 10 mg/kg (IP) Dantrolen Sodyum verildi.

Grup 6: (n: 6): Bu gruptaki sıçanlara laminektomi sonrası spinal kord hasarı oluşturulduktan hemen sonra 30 mg/kg (IP) Dantrolen Sodyum verildi.

Bu işlemler tamamlandıktan sonra tüm sıçanlarda paravertebral adeleler ve cilt sütüre edilerek kapatıldı. Sıçanlara uyandıktan sonra 12 saat sadece su verildi ve mesane masajı ile işemeleri sağlandı. Yapılan spinal kord hasarından 24 saat sonra sıçanlara tekrar 10 mg/kg xylazine ile sedatize edilip, 50 mg/kg ketamin hidroklorür verilerek genel anestezi sağlandı. Sütürleri açılarak dura lineer olarak kesildi ve cerrahiden 24 saat sonra spinal kordun T6-9 arasından doku örnekleri alınarak tüplere konulup soğuk zincirle biyokimya laboratuarına ulaştırıldı. Bu işlemlerden sonra tüm sıçanlar dekapitasyon yöntemi ile sakrifiye edilip, tıbbi atık yönetmeliğine göre imha edildiler. Tüm işlemler çift kör randomize yöntem ile değerlendirilmiştir.

5.1. Kemilüminesans Ölçümleri

ROT'ta dış orbitallerde bulunan eşleşmemiş elektronlar stabil yapıya kavuşmak için eşleşerek elektron ararlar. Bu sırada bu elektronlar bir üst orbitale atlarlar. Enerji seviyesi burada yetmediğinden bu elektronlar eski seviyelerine geri dönerler. Bu işlem sırasında ışık yayımı (Lüminesans) denilen durum oluşur.

Bu yayılan ışık gözle görülemeyecek kadar düşük miktarlarda olduğu için kimyasal arttırıcılar ile ölçülebilir düzeye yükseltilebilirler. Kemilüminesans (KL) diye bilinen bu yöntem ROT'nin ölçümü için kullanılan direkt ve noninvaziv bir yöntemdir. Kemilüminesans ekzotermik oksidatif reaksiyon gösteren organik bileşiklerin bir özelliğidir ve kimyasallarla arttırılmış ışık yayılmasını ifade eder. Bu kimyasal arttırıcılardan olan Luminol (5-amino-2,3-dihydro-1, 4-phthalazinedione) ve Lusigenin (bis-N-methylacridiniumnitrate) oksidanlarla tepkimeye girerek sırasıyla '3-aminophthalate' ve 'N-methylacridone' oluştururlar (138,139).

Serbest radikallerin oluştuğu patolojik olaylarda ilk ortaya çıkan ve ortamdaki konsantrasyonu en fazla olan superoksit radikalidir. Lusigenin KL superoksit radikali ölçümü için daha selektiftir. Luminol KL ile ölçülen hidroksil radikali, hidrojen peroksit ve hipoklorus anyonu ise yan reaksiyonlar sonucu oluşmaktadır ve ortamdaki konsantrasyonları daha azdır. KL yöntemi bu radikallerin girdiği reaksiyonların ilk başlangıç değerlerini ölçmektedir.

Doku örnekleri 2 mL Hank's + HEPES tamponu içeren sayım tüplerine aktarıldı. Üzerlerine luminol (0.2 mM) ve lusigenin (0.2 mM) eklendi. Daha sonra kemilüminesans ölçümleri luminometrede ve 15 saniyelik aralıklarla 10 dakika süreyle yapıldı.

Luminometreler kemilüminesans ölçümleri için geliştirilmiş cihazlardır. Luminometre fotonların ölçülmesinde daha fazla hassasiyet göstermekte olup, özellikle dışarıdan gelebilecek ışık etkisinden tamamen korunmuştur. Luminometrede sonuçlar rölatif ışık birimi (relative light unit- rlu) şeklinde ifade edilmektedir (139).

Kemilüminesans ölçümlerinin hesaplanmasında en sık kullanılan ve pratikliği nedeniyle tercih edilen yöntem 'eğri altı alanı' (Area Under Curve–AUC) hesaplamasıdır. Bu amaçla kemilüminesansla elde edilen sayımlar (ışınım değerleri) zamana bağlı olarak grafik halinde çizildiğinde ikizkenar yamuk şeklinde bir görünüm ortaya çıkmaktadır. Bu alanın hesaplanmasında aşağıdaki formül aracılığıyla ölçüm noktalarının integrali alınarak AUC değeri hesaplandı (139,140).

$$\text{Alan} = \Delta t \, [\, (y_1/2) + y_2 + y_3 + y_{n-1} + (y_n/2)]$$

Δt : Ölçümlerde kullanılan zaman aralığı

n : Ölçüm noktalarının toplam sayısı

$y_1, y_2, ... y_n$: Ölçümleri ifade eder

Sayımlardan sonra kesitler sayım şişelerinden alındı, filtre kağıdına emdirildikten sonra kuru ağırlıkları belirlendi. Sonuçlar AUC rlu/mg doku cinsinden ifade edildi.

5.2. TBARS Ölçümleri

ROT'un hücre zarındaki çoklu doymamış yağ asitlerinden bir hidrojen atomunun koparılması ile eşleşmemiş elektron taşıyan lipid radikali önce lipid peroksit radikali daha sonrada lipid hidroperoksitlere dönüşerek hücre zarı için otokatalitik bir süreç oluşmaktadır. Lipid peroksidasyonu, lipid hidroperoksitlerin aldehit ve diğer karbonil bileşiklere dönüşmesi ile sona ermektedir. Bu aldehit yapıdaki bileşikler zarları geçebildiğinden lipid peroksidasyondaki zararı oluşturmaktadır. Aldehit yapıdaki bu bileşiklerden biri olan Malondialdehit (MDA) Tiobarbitürik asit (TBA) ile ölçülerek lipid peroksidasyon düzeyi saptanabilmektedir. TBARS denilen bu test (TBA ile Reaksiyona giren Maddeler/TBA Reactive Substance) oluşan radikallerinin son basamağını belirlemektedir.

Hasarlı spinal kord örnekleri hemen dondurularak, 20 santigrad derecede korundu. Lipid perokside oluşum derecesi tiobarbitürik asit – reaktif materyal oluşumu gözlenerek ölçüldü. Doku örnekleri, buzlu soğuk trikloroasetik asit içinde (1 gr doku + 10 ml % 10'luk TCA) bir Ultra Turrax doku homojenize edicisi içinde homojenize edildi. Santrifüjden sonra, bir süpernatant hacmi, % 0.67'lik tiobarbitürik asidin eşit bir hacmine eklendi ve karışım 15 dakika süre ile kaynar su banyosunda tutuldu. Örnekler oda sıcaklığına kadar soğutuldu ve absorbanslar spektromanometre kullanılarak 532 nm'de ölçüldü. Lipid peroksid düzeyleri 1.56 X 105 $mol^{-1}cm^{-1}$ yokolma katsayısından nmol MDA/gr doku cinsinden ifade edildi (149).

5.3 İstatistiksel Analizler

İstatistiksel değerlendirme bilgisayarda, Instat programında ve tek yönlü varyans analizi (ANOVA) ile yapıldı. Tüm sonuçlar Tukey-Kramer çoklu testi ile karşılaştırıldı,

$p < 0.05$ değeri anlamlı olarak kabul edildi. Sonuçlar, ortalama ±SD olarak gösterildi.

6. BULGULAR

6.1. Lusigenin Aracılı Kemilüminesans Bulguları

Travmadan hemen sonra 30 mg/kg MPSS, 1 mg/kg Dantrolen sodyum, 10 mg/kg Dantrolen sodyum, 30 mg/kg Dantrolen sodyum verilen sıçanlarda lusigenin aracılı kemilüminesans açısından kendi kontrolleri ile karşılaştırıldıklarında aralarında anlamlı farklılıklar olduğu saptandı (Şekil 3).

Tablo. 2: Lusigenin aracılı kemilüminesans bulguları

Gruplar	**n**	**Sonuçlar**
Kontrol grubu	7	37.5 ± 16.5
Travma grubu	8	69.5 ± 14.4
30 mg/kg MPSS	8	36.4 ± 20.9
1 mg/kg Dantrolen sodyum	8	59.2 ± 22.6
10 mg/kg Dantrolen sodyum	8	30.7 ± 15.3
30 mg/kg Dantrolen sodyum	6	36.6 ± 13.2

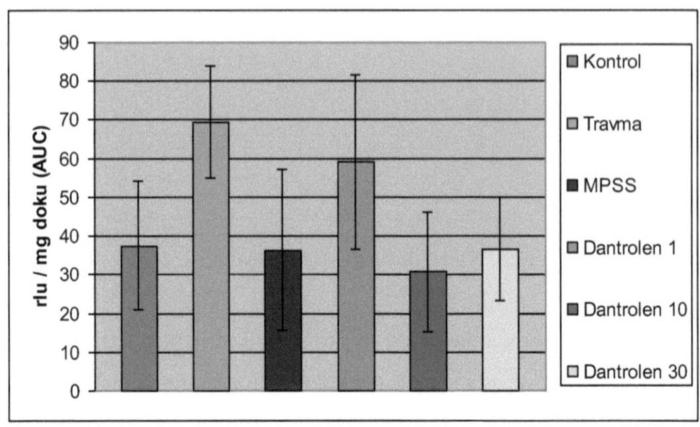

Şekil. 3: Farklı dozlarda Dantrolen sodyum verilen sıçanlarda lusigenin aracılı kemilüminesans değerleri

Kontrol grubu ile karşılaştırıldığında, travma grubunda istatistiksel olarak anlamlı bir artış saptandı ($p < 0.05$). Kontrol ile MPSS ve Dantrolen sodyum verilen gruplar arasında farklılığın anlamlı olmadığı saptandı ($p > 0.05$). Travma ile MPSS karşılaştırıldığında ise anlamlı bir azalma saptandı ($p < 0.05$).

Lusigenin aracılı kemilüminesans sisteminde ölçülen radikallerin ayrıştırılması yapıldığında ;

1 mg/kg Dantrolen sodyum verilen grup ile travma grubu arasındaki farklılığın anlamlı olmadığı saptandı ($p > 0.05$). Fakat 10 mg/kg Dantrolen sodyum ile travma grubu karşılaştırıldığında ise anlamlı bir azalma olduğu saptandı ($p < 0.01$). Bu oran travma grubunun yarısından daha azdı. Yine 30 mg/kg Dantrolen sodyum ile travma grubu karşılaştırıldığında anlamlı bir azalma olduğu saptandı ($p < 0.05$).

1 mg/kg Dantrolen sodyum ile 10 mg/kg Dantrolen sodyum karşılaştırıldığında ise 10 mg/kg Dantrolen sodyum verilen grupta anlamlı bir fark olduğu saptandı ($p < 0.05$).

Bunun dışında Dantrolen sodyum verilen gruplar kendi aralarında karşılaştırıldığında aralarında anlamlı bir fark saptanmadı ($p > 0.05$).

6.2.Luminol Aracılı Kemilüminesans Bulguları

Travmadan hemen sonra 30 mg/kg MPSS, 1 mg/kg Dantrolen sodyum, 10 mg/kg Dantrolen sodyum, 30 mg/kg Dantrolen sodyum verilen sıçanlar luminol aracılı kemilüminesans açısından kendi kontrolleri ile karşılaştırıldıklarında aralarında anlamlı farklılıklar olduğu saptandı (Şekil 4)

Tablo. 3: Luminol aracılı kemilüminesans bulgıları

Gruplar	**n**	**Sonuçlar**
Kontrol grubu	7	25.1 ± 8.5
Travma grubu	8	74.4 ± 45.4
30 mg/kg MPSS	8	18.7 ± 7.8
1 mg/kg Dantrolen sodyum	8	19.1 ± 4.3
10 mg/kg Dantrolen sodyum	8	30.9 ± 9.1
30 mg/kg Dantrolen sodyum	6	23.1 ± 15.1

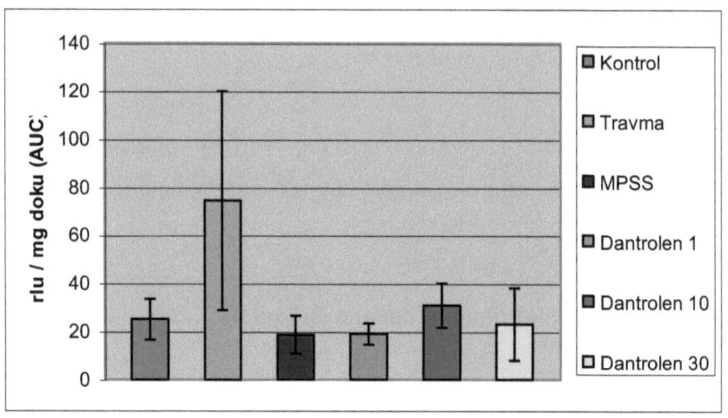

Şekil. 4: Farklı dozlarda Dantrolen sodyum verilen sıçanlarda luminol aracılı kemilüminesans değerleri

Kontrol grubu ile karşılaştırıldığında, travma grubunda ileri düzeyde anlamlı bir artış saptandı ($p < 0.001$). Kontrol grubu ile MPSS ve Dantrolen sodyum verilen gruplar arasındaki farklılığın anlamlı olmadığı saptandı ($p > 0.05$). Travma ile MPSS karşılaştırıldığında ise yine çok anlamlı bir azalma olduğu saptandı ($p < 0.001$).

Luminol aracılı kemilüminesans sisteminde ölçülen radikallerin ayrıştırılması yapıldığında ise ;

1 mg/kg Dantrolen sodyum verilen grup ile travma grubu arasındaki farklılıkta çok anlamlı bir azalma olduğu saptandı ($p < 0.001$). Bu oran travma grubunun 1/3'nden de daha azdı.

10 mg/kg Dantrolen sodyum ile travma grubu karşılaştırıldığında ise anlamlı bir azalma olduğu saptandı ($p < 0.01$).

30 mg/kg Dantrolen sodyum ile travma grubu karşılaştırıldığında ise ileri düzeyde anlamlı bir azalma olduğu saptandı ($p < 0.001$).

Ayrıca Dantrolen sodyum verilen gruplar kendi aralarına karşılaştırıldığında aralarında anlamlı bir fark olmadığı saptandı ($p > 0.05$).

6.3. Doku TBARS Bulguları

Travmadan hemen sonra 30 mg/kg MPSS, 1mg/kg Dantrolen sodyum, 10 mg/kg Dantrolen sodyum ve 30 mg/kg Dantrolen sodyum verilen sıçanlarda TBARS ölçümleri açısından kendi kontrolleri ile karşılaştırıldığında aralarında anlamlı farklılıklar olduğu saptandı. (Şekil.5)

Tablo. 4: TBARS ölçümü ile elde edilen bulgular

Gruplar	**n**	**Sonuçlar**
Kontrol grubu	7	6.9 ± 1.0
Travma grubu	8	13.1 ± 3.2
30 mg/kg MPSS	8	6.3 ± 1.1
1 mg/kg Dantrolen sodyum	8	6.5 ± 1.2
10 mg/kg Dantrolen sodyum	8	7.3 ± 3.0
30 mg/kg Dantrolen sodyum	6	4.2 ± 0.8

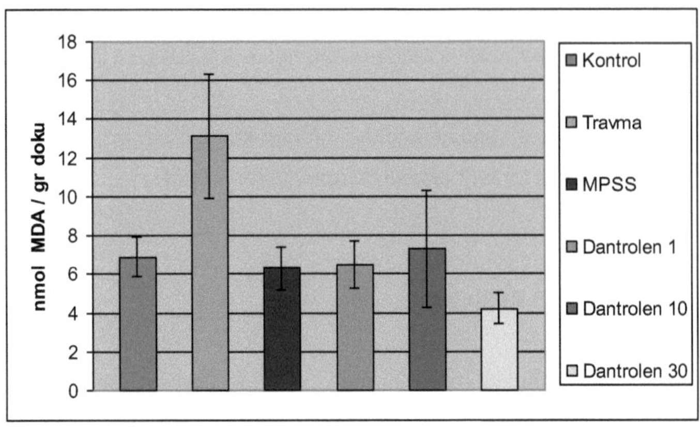

Şekil. 5: Farklı dozlarda Dantrolen sodyum verilen sıçanlarda TBARS yöntemi ile ölçülen değerler

Kontrol grubu ile karşılaştırıldığında, travma grubunda çok anlamlı bir artış saptandı.

($p < 0.001$). Kontrol grubu ile MPSS ve Dantrolen sodyum verilen gruplar arasındaki farklılığın anlamlı olmadığı saptandı ($p > 0.05$). Travma ile MPSS karşılaştırıldığında ise yine çok anlamlı bir azalma olduğu saptandı ($p < 0.001$).

TBARS yöntemi ile ölçülen radikallerin ayrıştırılması yapıldığında ise ;

1 mg/kg, 10 mg/kg ve 30 mg/kg Dantrolen sodyum verilen gruplar ile travma grubu arasındaki farklılıkta çok anlamlı bir azalma olduğu saptandı ($p < 0.001$).

Ayrıca Dantrolen sodyum verilen gruplar kendi aralarına karşılaştırıldığında aralarında anlamlı bir fark olmadığı saptandı ($p > 0.05$).

7. TARTIŞMA VE SONUÇ

Akut SKH fizyopatolojisi, hasarın primer ve sekonder mekanizmasının her ikisini de içermektedir. Oluşan primer hasardan sonra bir seri biyokimyasal faktör ile olayların akışı sekonder hasara neden olur. Primer hasar için cerrahi ve medikal tedavi yoktur, fakat sekonder hasarda biyokimyasal olayların akışının önlenmesi mümkündür. Sekonder hasar mekanizmalarının içinde, nörojenik şok, kanama ve iskemi–reperfüzyon gibi vasküler etkiler, serbest radikal formasyonu, eksitotoksisite, kalsiyumca yönetilen hasar ve sıvı–elektrolit bozuklukları, immünolojik hasar, apopitosiz, mitokondrial hasar gibi değişik mekanizmalar vardır (1, 141).

Mekanik zarar gri cevherde ilk saatlerde geri dönüşümsüz olarak başlarken, beyaz cevherde bu 72 saatte ortaya çıkmaktadır (19). Mekanik travmaya bağlı ilk olarak mikrosirkülasyonda hasar görülmektedir. Kanama ve peteşilere neden olan bu hasar, zamanla hemorajik nekroza yol açar (22-27). Otoregülatuar hemostaz mekanizmasındaki bozukluklar, sistemik hipoperfüzyon veya sistemik kan basıncındaki aşırı artışlar ile kanamayı kötüleştirebilir (11). Tromboz, vazospazm, mikrosirkülasyon kaybı ve sistemik hipoperfüzyona bağlı iskemi oluşmaktadır. Doku oksijen düzeyi düşerken, laktat gibi asit metabolitlerin yükselmesi ile perivasküler pH düşerek kalsiyuma bağlı Na^{+}-K^{+} ATPaz çalışamaz duruma gelir. Böylelikle potasyum hücre dışına çıkarak ekstrasellüler potasyum yükselir ve nöronların depolarize olması sonucu nörotransmisyon bloke olur. Aynı zamanda kalsiyum hücre içine girip, intrasellüler kalsiyum düzeyi artarak nöronal hasara yol açar. Bu tip reperfüzyonda ROT üretilerek hücre hasarı ve ölümü ortaya çıkar (29-36, 53-61).

Ayrıca yapılan araştırmalarda SSS'de major eksitatuar nörotransmitter olan glutamatın, hasar sonrası ROT tarafından aşırı salınarak iskemik hasarın oluşumuna yol açan intrasellüler sodyum ve kalsiyum birikimini, sitotoksik ödemi ve intrasellüler asidoz gibi olayları başlatığı gösterilmiştir. (10, 65, 67-76).

Yüksek intrasellüler kalsiyum mitokondrial fonksiyonları etkileyerek hücresel solunumu inhibe eder. Kalsiyuma bağımlı proteaz ve lipazları (kalpain, fosfolipaz A_2, lipooksijenaz, siklooksijenaz) stimüle ederek lipid peroksidasyonunu arttırır. Lipid peroksidasyonu ROT'nin üretimine neden olan fasit bir siklusta oluşup, membran hasarına yol açmaktadır (84-92).

Nörotravmada olduğu gibi, oksidatif streste, hücrenin koruyucu antioksidan kapasitesi aşıldığında, ROT; protein, lipid ve nükleik asitlerin oksidasyonuna neden olurlar ve lipid peroksitleri yaparlar (30-36, 53-57). Lipid peroksit radikali ($LOO^{\cdot}$), zar yapısında lipid hidroperoksitlere ($LOOH^{\cdot}$) dönüşerek otokatalitik bir süreci başlatır. Lipid hidroperoksitlerde aldehit ve karbonil bileşiklere dönüşürler. Aldehit yapıdaki bu bileşiklerden biri olan malondialdehit (MDA), TBARS yöntemi ile ölçülerek lipid peroksid düzeyi saptanabilmektedir (37-39, 41, 42, 44, 48-52).

Bu çalışmamızda TBARS yöntemi ile birlikte ROT'un ölçümünde daha yeni, direkt ve non invaziv olan luminol ve lusigenin kemilüminesans yöntemlerini kullandık. Kemilüminesans yönteminde ROT'un elektron alışverişi sırasında yaydığı ışınımlar luminol ve lusigenin denilen kimyasallar ile ortaya çıkarılıp ölçümü yapılabilmekte ve ROT miktarları saptanabilmektedir. Bu şekilde üç ayrı yöntem kullanarak TBARS ve kemilüminesans yöntemleride kendi aralarında değerlendirilmiş oldu. Kemilüminesans yöntemlerinde sonuçları daha hassas ve TBARS yönteminden daha çabuk aldık.

Spesifik sekonder hasar mekanizmalarına yönelik farmakoterapi yaygın olarak çalışılmıştır. Birçok laboratuarda araştırmacılar biyokimyasal indeks değişikliklerini test etmiş ve serbest radikallerin spinal kord hasarında peroksidaz seyrini başlattığını tespit etmişlerdir. (141).

Güçlü bir antioksidan olan yüksek doz MPSS ile tedavide posttravmatik nörolojik defisit azalmaktadır. Travmatize spinal kord hasarında, glukokortikoidlerin, oluşan serbest radikal reaksiyon hızını azalttığı öne sürülmektedir. Deksametazon ve hidrokortizon gibi diğer kortikosteroidlerle karşılaştırıldığında, MPSS'nin daha yüksek antioksidan özelliği olduğu, hücre zarlarından daha hızlı geçtiği ve aktive edilen kompleman elemanlarına verilen nötropenik yanıtı inhibe etmekte daha etkin olduğu bilinmektedir (106, 107).

Bugüne kadar akut SKH tedavisinde MPSS ile ilgili üç büyük klinik araştırma yapılmıştır:

NASCIS-1 çalışmasında, büyük IV dozlar (30 mg/kg MPSS) ile tedaviye erken başlanması gerektiği ve MPSS'nin bifazik doz yanıt eğrisi olduğu (yani 30 mg/kg doz gerekirken 60 mg/kg doz verilmesi ile lipid peroksidasyona etki olmaması) saptanarak daha sık dozlarla MPSS tedavisi önerilmiştir.

NASCIS-2 çalışmasında, MPSS tedavisinin hasar sonrası ilk 8 saatte başlatılmasının yararlı olduğu, ayrıca nörolojik düzelmenin hasar seviyesinin altındaki sinir köklerine bağlı olduğu gösterilmiştir.

NASCIS-3 çalışmasında ise, yüksek doz MPSS'yi hasarın ilk 3 saatinde alan hastalara 24 saatlik, ilk 3-8 saatte alanlara ise 48 saatlik rejim verilmesi gerektiğini buldular (104, 109-114).

Biz de çalışmamızda, bir gruba 30 mg/kg MPSS verdiğimizde bu grupta, kontrol grubu ile çok yakın sonuçlar elde ettik ve travma grubuna göre lipid peroksidasyonda yarıyarıya azalma saptadık. Bununla beraber MPSS sonrası iyileşme istatistiksel olarak önemli gözükse de, klinik iyileşme sınırlıdır. Yüksek doz MPSS tedavisinin immun supresyon ve uzun hospitalizasyona bağlı enfeksiyon morbiditesinde artışa yol açtığıda unutulmamalıdır (97).

Toksik nöral hücre ölümünde intrasellüler kalsiyum birikmesi son ortak yol olup, iskemide ekstrasellüler kalsiyumun öneminin anlaşılmasından sonra kalsiyum antagonistlerinin muhtemel nöroprotektif etkilerini değerlendirmek için pekçok çalışma yapılmıştır (71-77).

Mevcut bilgiler glutamat salınımı öncesinde, esnasında ve sonrasında kalsiyum antagonistleri verildiğinde bu ajanların glutamat nörotoksisitesini önlediğini göstermektedir. Özellikle glutamat salınımı esnasında veya öncesinde verildiğinde nöroprotektif etkisi daha belirgindir (142). Kalsiyum antagonistleriyle bloke edilebilen NMDA selektif glutamat reseptörlerinin, stimulasyonu ile indüklenen intrasellüler iyonize kalsiyumun artışı gösterilmiştir. (142, 143).

Serebroselektif kalsiyum antagonistlerinden dihidropridin sınıfından nimodipin, güncel olup, serebral kan akımınına olan düzeltici etkileri nedeniyle en çok çalışılmış olan ajandır. Nimodipinin spinal kord kan akımını arttırdığı ve bir deneysel SKH modelinde posttravmatik iskemiyi geri döndürdüğü gösterilmiştir. Fakat diğer kalsiyum kanal blokerlerinin nörotoksik hasarı azaltmalarına ve hasar sonrası durumu düzeltmelerine yönelik yapılan çalışmalarda herhangi bir yarar gösterilememiştir. SKH oluşumundan sonra uygulandığında nimodipinin önemli yararlı etkisi gözükmektedir. Ayrıca nimodipinle yapılmış ve yararlılığı kanıtlanmış birçok serebral iskemi çalışması mevcuttur (97).

Sekonder SKH'de lipid peroksidasyonunu oluşturan ROT'un ortaya çıkması fasit bir siklusta oluşup dokuların membran hasarı ile sonuçlanmaktadır. Bu fasit siklusta ROT'u ortaya çıkaran çeşitli mekanizmaların yanında, yüksek intrasellüler kalsiyum ile mitokondri fonksiyonlarının bozularak hücresel solunumun inhibe olması ve fosfolipazların yüksek intrasellüler kalsiyum ile aktive edilmesiyle ROT üretimi artarak bu fasit siklusta tekrardan intrasellüler kalsiyum miktarı artacaktır. İntrasellüler kalsiyum miktarının artması durdurulursa ROT üretimi azaltılarak siklus kırılmış olacaktır.

Dantrolen Sodyum hidantoin türevi bir iskelet kası gevşeticisi olup sarkoplazmik retikulumdan intrasellüler kalsiyum salınımını inhibe etmektedir (135- 137). Hücre içine dışarıdan giren kalsiyum, sarkoplazmik retikulumda ki depodan ve sitoplazma membranının iç yüzüne bağlı kalsiyum havuzundan kalsiyum salıverilmesine neden olmaktadır (77, 78). DS, düz kas hücrelerinin membranöz kalsiyum kanallarını etkilememektedir. Ancak, ekstrasellüler mesafeden intrasellüler mesafeye kalsiyum geçişini inhibe ederek intrasellüler kalsiyum miktarını azaltmaktadır (135-137). Ayrıca glutamat salınımı ile artan intrasellüler kalsiyumu ve glutamat salınımına neden olan NMDA reseptörlerini etkileyerek artan intrasellüler kalsiyumu azaltmaktadır (144-147). Özellikle NMDA reseptörlerince yönetilen glutamata bağlı oksidatif mekanizmalar ile ROT'un oluştuğu bilinmektedir (30, 71-76). İntrasellüler kalsiyumu azaltan DS'nin glutamat nörotoksisitesine bağlı oluşan ROT oluşumunu inhibe ederek antioksidan etkili olduğu bilinmektedir. DS'nin daha önce yapılmış olan çalışmalarda sitoprotektif etkisi gösterilmiştir (2).

Literatürde, sarkoplazmik retikulumdan kalsiyum salınımını azaltan dantrolenin serebral etkisi ile ilgili birçok çalışma bulunmakla birlikte, spinal kord ile ilgili çalışma henüz yoktur.

Metabotropik glutamat reseptör agonisti olan 1S,3R-ACPD ile ratlarda yapılan bir çalışmada bu ajanın yaptığı epileptik nöbetler sistemik dantrolen uygulanması ile bloke edilmiştir. 1S,3R-ACPD'nin yaptığı nöbet ve serebral hasar intrasellüler kalsiyum depolarının mobilizasyonunu içeren etkilerine bağlı olarak bulunmuştur (144).

Başka bir çalışmada, NMDA reseptör aktivasyonu kültürdeki rat kortikal ve retinal ganglion hücre nöronlarında kalsiyum artışı ile sonuçlanmış ve bu hücrelerde intrasellüler depolardan kalsiyum salınımını bloke etmek için dantrolen kullanıldığı zaman NMDA ile uyarılan kalsiyum cevabında % 50 azalma gözlenmiş ve dantrolen, NMDA reseptör bağımlı nörotoksisiteden nöronları korumuştur(145).

Başka bir çalışmada ratlarda hipokampal nöronal hasar oluşturularak yapılan deneysel status epileptikustan 30 dk. ve 140 dk. sonra uygulanan dantrolenin (10 mg/kg intraperitoneal) etkisi araştırılmış ve erken uygulanan dantrolenin nöronal hasar miktarında belirgin azalma yaptığı saptanmıştır(146).

Bir diğer çalışmada; ratların serebellar granüler hücre kültürlerinde glutamata bağlı nörotoksisitede dantrolenin tek başına ve nimodipin ile birlikte etkisi araştırılmıştır. Dantrolenin glutamat nörotoksisitesini önlemede etkili olduğu bulunmuş ve nöroprotektif etkisinin nimodipin ile kombine kullanılmasında arttığı saptanmıştır (147).

Nöbete duyarlı farelerde yapılan diğer bir çalışmada konvulzif nöbetler ve beyin nitrik oksit üretimine MK-801, dantrolen ve FK506'nın etkisi araştırılmış ve MK-801 ve dantrolenin farelerde konvulzif nöbeti baskıladığı görülmüştür (148).

İn vitro yapılan bir çalışmada ise; dantrolenin çok yüksek etkili antioksidan aktivitesinin olduğu ve bu antioksidan aktivitesinin alfa tokoferol'ün aynı dozundan daha güçlü olduğunu ortaya koymuştur (2).

DS, intrasellüler kalsiyum miktarını azaltması ve antioksidan etkisinden dolayı çalışmamızda seçilmiştir. SKH sonrası DS'nin antioksidan etkisi araştırılıp, nöroprotektif etkisinin olduğu ispatlanmıştır. Çalışmamızda TBARS ve kemilüminesans yöntemleri lipid peroksidasyon değerlendirilmesinde kullanılmıştır.

Lusigenin aracılı kemilüminesans ile ölçülen radikallerin ayrıştırılması yapıldığında 1 mg/kg DS ile travma grubu arasında farklılığın anlamlı olmadığı saptandı ($p > 0.05$). 10 mg/kg DS ($p < 0.01$) ve 30 mg/kg DS ($p < 0.05$) ile travma grubu arasında anlamlı bir azalma olduğu saptandı. Bu durum, lusigenin KL ile ortamda fazla konsantrasyonda olan superoksit radikali ölçüldüğünden, 1 mg/kg DS'nin ortamda yüksek konsantrasyonda bulunan superoksit radikalini tam temizleyemezken, DS'nin arttırılmış 10 ve 30 mg/kg dozları ile superoksit radikalini daha kolay temizleyebilmesi ile açıklanabilir. Sonuçta 10 ve 30 mg/kg DS ile lipid peroksidasyonunun artışını anlamlı olarak azalttığını gözledik.

Luminol aracılı kemilüminesans ile ölçülen radikallerin ayrıştırılması yapıldığında; 1 ve30 mg/kg DS ile travma arasında çok anlamlı ($p < 0.001$), 10 mg/kg DS ile anlamlı bir azalma olduğu saptandı. 1, 10 ve 30 mg/kg dozunda DS ile lipid peroksidasyonunun artışını anlamlı olarak azalttığını gözledik. Luminol KL, yan reaksiyonlar sonucu ortaya çıkan ve ortamdaki konsantrasyonu superoksit radikaline göre daha az olan hidroksil, hidrojen peroksit radikali ve hipoklorus anyonunu ölçtüğünden, DS'nin 1 mg/kg gibi az olan dozu ile birlikte 10 ve 30 mg/kg DS dozu, ortamdaki luminol KL'nin ölçtüğü bu radikalleri daha kolay temizleyebilmesi ile açıklanabilir.

TBARS ile radikallerin ayrıştırılması yapıldığında ise; 1,10 ve 30 mg/kg DS ile travma grubu arasında çok anlamlı ($p < 0.001$) azalma olduğu ve 1,10 ve 30 mg/kg dozunda DS ile lipid peroksidasyonunun artışını anlamlı olarak azalttığını gözledik. Bu durum TBARS ile ortamda en son basamakta oluşan radikalerin ölçümü yapıldığından, DS'nin 1,10 ve 30 mg/kg dozları ile ortamdaki tüm radikallerin temizlenmesi ile açıklanabilir.

Ayrıca her üç yöntem ile yapılan sonuçlarda da MPSS ile DS grupları arasında farklılığın anlamlı olmadığını saptadık ($p > 0.05$)

Sonuçta SKH sonrası DS'nin etkinliğinin araştırıldığı çalışmamızda biyokimyasal değerlendirmeler göstermiştir ki;

1) DS'nin her üç dozu (1, 10 ve 30 mg/kg) özellikle 10 ve 30 mg/kg dozu SKH'de lipid peroksidasyonunu azaltmaktadır.
2) Antioksidan ve intrasellüler kalsiyum miktarını azaltan etkisi ile DS, SKH'de koruyucudur.
3) SKH'de oluşan lipid peroksidasyonu azaltmada MPSS gibi etkili olduğu saptanan DS, yapılacak yeni araştırmalar ile SKH tedavisinde umut vericidir.

8. KAYNAKLAR:

1. Dumont RJ. et al.Pathophysiology of spinal cord injury, Clin. Neuropharmacology Part I 2001; 24 (5): 254-264
2. Büyükokuroğlu ME et al. In vitro antioxidant properties of Dantrolene sodium, Pharmacological Research 2001; 44 (6): 491-494
3. Kayaalp O. SSS ilaçlarına giriş : Glutamik asit, Rasyonel tedavi yönünden tıbbi farmakoloji, Feryal matbaası Ankara 1990; cilt 2: 1619-1622
4. İplikçioğlu C.Omurilik yaralanmasının fizyopatolojisi,Omurga ve omurilik cerrahisi. İzmir, Saray Medikal Yayıncılık San., 1997: 459-465
5. Arun PA, Michael L. Pathogenesis and pharmacological strategies for mitigating secondery damage in acute spinal cord injury, Neurosurgery 1999; 44 (5): 1027-1040
6. Dohrman GJ. Experimental spinal cord trauma. A historical review, Arch Neurol. 1972; 27: 468-474
7. Yeo JD. A review of experimental research in spinal cord injury, Paraplegia 1976; 14:1-11
8. Allen AR. Surgery of the experimental lesion of spinal cord equivalent to crush injury of fracture dislocation of spinal column, Jama 1911; 57:878-890
9. Allen AR. Remarks on histopathological changes in the spinal cord due to impact. An experimental study, J.Nerv.Ment Dis. 1914; 41:141-147
10. Faden AI, Simon RP. A potential role for excitotoxins in the pathophysiology of spinal cord injury, Ann Neurol. 1988; 23: 623-626
11. Tator CH. Pathophysiology and pathology of spinal cord injury, Wilkins R, Rengachary SS, Neurosurgery Baltimore, Williams & Wilkins 1996; 2847-2859
12. Tator CH. Spinal cord syndromes with physiological and anatomic correlations, Menezes AH, Sonntag VKH, Principles of spinal surgery, Newyork, McGraw-Hill, 1996

13. Pang D, Wilberger JE Jr, Spinal cord injury without radiographic abnormalities in children, J. Neurosurgery 1982; 57: 114-129

14. Wolman L, The disturbances of circulation in traumatic paraplegia in acute and late stages: a pathological study, Paraplegia 1965; 2: 213-226

15. Young W, Secondery injury mechanisms in acute spinal cord injury, J. Emerg Med. 1993; 11: 13-22

16. Anderson DK, Hall ED. Pathophysiology of spinal cord trauma, Ann. Emerg. Med 1989; 22: 987-992

17. Geisler FH, Dorsey FC, Coleman WP, Recovery of motor function after spinal cord injury–a randomized, placebo-controlled trial with GM-1 ganglioside, N.Engl. J. Med 1991; 324: 1829-1838

18. Lapchak PA, Araujo DM, Song D. et al. Neuroprotection by the selective cycloooxygenase-2 inhibitör SC-236 results in improvements in behavioral deficits induced by reversible spinal cord ischemia, Stroke 2001; 32: 1220-1225

19. Blight AR, Young W. Central axonns in injured cat spinal cord recover electrophysiological function following remyelination by schwann cells, J. Neurol. Sci. 1989; 91: 15-34

20. Kiss ZHT, Tator CH. Neurogenic shock, Geller ED. Shock and Resuscitation. Newyork, McGraw-Hill,1993; 421-440

21. Guha A, Tator CH. Acute cardiovascular effects of experimental spinal cord injury, J. Trauma 1988; 28: 481-490

22. Koyanagi I, Tator CH, Lea PJ. Silicone rubber microangiography of acute spinal cord injury, Neurosurgery 1993; 32: 260-268

23. Koyanagi I, Tator CH, Lea PJ. Three-dimensional analysis of the vascular system in the rat spinal cord with scanning electron microscopy of vascular corrosion casts-part 1: normal spinal cord, Neurosurgery 1993; 33: 277-284

24. Koyanagi I, Tator CH, Lea PJ. Three-dimensional analysis of the vascular system in the rat spinal cord with scanning electron microscopy of vascular corrosion casts-part 2: Acute spinal cord injury, Neurosurgery 1993; 33: 285-292

25. Tator CH, Fehlings MG. Review of the secondary injury theory of acute spinal cord trauma with emphasis on vascular mechanisms. J Neurosurgery 1991; 75: 15-26

26. Tator CH. Review of experimental spinal cord injury with emphasis on the local systemic circulatory effects. Neurochirurgie 1991; 37: 291-302

27. De La Torre JC. Spinal cord injury: review of basic and applied research. Spina 1981; 6: 315-335

28. Nemecek S. Morphological evidence of microcirculatory disturbances in experimental spinal cord trauma. Adv. Neurol 1978; 20: 395-405

29. Sandler AN, Tator CH. Review of the effect of spinal cord trauma on the vessels and blood flow in the spinal cord. J. Neurosurg. 1976; 45: 638-646

30. Cuzzocrea S, Riley DP, Caputi A et al. Antioxidant therapy: a new pharmacological approach in shock, inflammation and ischemia/ reperfucion injury. Pharmacol Rev. 2001; 53: 135-159

31. Lipton SA, Rosenberg PA. Excitatory amino acids as afinal common pathway for neurologic disorders. N. Engl. J. Med 1994; 330: 613-622

32. Fabian RH, Dewitt DS, Kent TA. In vivo detection of superoxide anion production by the brain using a cytochrome c electrode. J. Cereb. Blood Flow Metab. 1995; 15: 242-247

33. Forman LJ, Liu O, Nagele RG et al. Augmentation of nitric oxide, superoxide and peroxynitrite production during cerebral ischemia and reperfusion in the rat. Neurochem. Res. 1998 ;23: 141-148

34. Fukuyama N, Takizawa S, Ishida H. Et al. Peroxynitrite formation in focal cerebral ischemia-reperfusion in rats occurs predominantly in the peri-infarct region. J. Cereb. Blood Flow Metab. 1998; 18: 123-129

35. Kamaura E, Yoshimine T, Tanaka S. et al. Generation of nitric oxide and superoxide during reperfusion after fokal ischemia in rats. Am. J. Physiol 1996; 270 (Cell Physiol 39): C748-752

36. Lewen A, Matz P, Chan PH. Free radical pathways in CNS injury. J. Neurotrauma 2000; 17: 871-890

37. Levasseur JE, Patterson JL, Ghatak NR, Kontos HA. Combined effect of respirator-induced ventilation and superoxide dismutase in experimental brain injury. J. Neurosurgery 1989 ;71:573-577

38. İkeda Y, Long DM. The molecular basis of brain injury and brain edema: The role of oxygen free radicals. Neurosurgery 1990; 27:1-11

39. Uysal M. Serbest radikaller, lipid peroksitleri ve organizmada prooksidan-antioksidan dengeyi etkileyen koşullar. Klinik gelişim 1988;2:336-341

40. Kayaalp O. Yağda çözünen vitaminler: E vitamini. Rasyonel tedavi yönünden tıbbi farmakoloji. Cilt 3, Feryal matbaası. Ankara 1989, 2856-2861

41. Cross CE, Halliwell B, Borish ET. Oxygen radicals and human disease (Davis Conference). Annals of internal Medicine 1987; 107: 526-545

42. Southorn PA, Powis G. Free radicals in medicine I. Chemical nature and biologic reactions. Mayo Clin. Proc. 1988; 63: 381-389

43. Halliwel B. Oxygen toxicity, oxygen radicals,transition metals and disease. Biochem J. 1984; 219: 1-14

44. Seven A, Candan G. Serbest radikaller ve lipid peroksidasyonu. Klinik gelişim 1995; 8: 3906-3911

45. Haliwell B, Gulteridge JMC. The antioxidants of human extracellular fluids. Arch. Biochem. Biophys.1990; 280: 1-8

46. Yalçın AS. Antioksidanlar. Klinik Gelişim 1998; 11: 342-346

47. Traystman RJ. Oxygen radicals mechanism of brain injury following ischemia and reperfusion. J.Appl. Physiol. 1991; 71(4): 1185-1195

48. Gulteridge JMC. Lipid peroxidation: Some problems and concepts. İn: proceedings of the upjohn symposium on oxidants and disease, B. Halliwel, Kansas , USA. Lawrencepress, 1988

49. Sevenian A. Mechanisms and consequences of lipid peroxidation in biological systems. Ann. Rev.Nutr.1985; 5: 365-390

50. Subbiah MTR. Changes in plasma cholesterol values as estimated by enzymatic methods after deliberate peroxidation of plasma. Clin.Chem. 1990; 36 (8): 1524-1525

51. Southorn PA,Powis G. Free radicals in medicine II. Involvement in human disease. Mayo Clin. Proc.1988; 63: 390-408

52. Kavas G. Serbest radikaller ve organizma üzerine etkileri. Türkiye Klinikleri 1989 ; I: 1-8

53. Malinski T, Bailey F, Zhang ZG et al. Nitric oxide measured by aporphyrinic microsensor in rat brain after transient middle carotid artery occlusion. J. Cereb. Blood Flow. Metab. 1993; 13: 355-358

54. Mizui T, Kinouchi H, Chan PH. Depletion of brain glutathione by buthionine sulfoximine enhances ischemic injury in rats. Ann. J. Physiol 1992; 262: H313-317

55. Olesen SO, Moller A, Mordvince PL. et al. Regional Measurement of NO formed in vivo during brain ischemia. Acta Neurol. Scand. 1997; 95: 219-24.

56. Phillis JW, Sen S. Oxypurinol attenuates hydroxyl radical production during ischemia/reperfusion injury of the rat cerebral cortex: an ESR study. Brain res. 1993; 628: 369-372

57. Piantadosi CA, Zhang J. Mitochondrial generation of reactive oxygen species after brain ischemia in the rat. Stroke. 1996; 27: 327-331

58. Sakamoto A, Ohnishi ST, Ohnishi T et al. Relationship between free radical production and lipid peroxidation during ischemia-reperfusion injury in the rat brain. Brain Res. 1991; 554: 186-192

59. Tominaga T, Sato S, Ohnishi T et al. Electron paramagnetic resonance (EPR) detection of nitric oxyde produced during forebrain ischemia of the rat. J. Cereb. Blood Flow. Metab. 1994; 14: 715-722

60. Zhang ZG, Choop M, Bailey F et al Nitric oxide changes in rat brain after transient middle cerebral artery oclusion. J. Neurol Sci. 1995; 128: 22-27

61. Zini I,Tomasi A,Grimaldi R et al. Detection of free radicals during brain ischemia and reperfusion by spin trapping and microdialysis. Neurosci. Lett. 1992; 138: 279-282

62. Dirnagl U, Lindauer U Schreiber S. Global cerebral ischemia in the rat: Online monitoring of oxygen free radical production using

Chemiluminescence in vivo. J. Cereb. Blood flow Metab. 1995; 15: 929-940

63. Oliver CN, Starke-Reed PE, Stadrman ER et al. Oxidative damage to brain proteins,loss of glutamine synhetase activity and production of free radicals during ischemia-reperfusion-induced injury to gerbil brain. Proc. Natl. Acad Scl. 1990; 87: 5144-7

64. Yoshida S, Abe K, Busto R et al. Influence of trancient ischemia in lipid-solubl antioxidants, free fatty acids and energy metabolites in rat brain. Brain res 1982; 245: 300-315

65. Farooque M, Olsson Y, Hillered L. Pretreatment with α-phenyl-n-tert-butyl-nitrone (PBN) improves energy metabolism after spinal cord injury in rats. J. Neurotrauma 1997 ;14: 469-476

66. Faden Al, Lemke M, Simon RP, et al. N-methyl-D-aspartate antagonist MK801 improves outcome after traumatic spinal cord injury in rats: behavioral , anatomic , and neurochemical studies. J. Neurotrauma 1988; 5: 33-45

67. Von Euler M, Li-Li M , Whitemore S et al. No protective effect of the NMDA antagonist memantine in experimental spinal cord injuries. J. Neurotrauma 1997; 14: 53-61

68. Wrathall JR,Teng YD,Marriott R. Delayed antagonism of AMPA/kainate receptors reduces long-term functional deficits resulting from spinal cord trauma. Exp. Neurol. 1997; 145: 565-573

69. Olsson Y, Sharma HS, Nyberg F et al. The opioid receptor antagonist naloxane influences the pathophysiology of spinal cord injury. Prog. Brain Res 1995; 104: 381-399

70. Agrawal SK, Fehling MG. The effect of the sodium channel blocker QX-314 on recovery after acute spinal cord injury. J. Neurotrauma 1997; 14: 81-88

71. Cohen G,Hochstein P. Glutathione peroxidase: the primary agent for the elimination of hydrogen peroxide in erythrocytes. Biochemistry. 1963; 2: 1420-1428

72. Dawson TM, Synder SH. Gases as biological messengers: nitric oxide and carbon monoxide in the brain. J. Neurosci. 1994; 14: 5147-5159

73. Dawson VL, Dawson TM. Free radicals and neuronal cell death. Cell. Death Differentiation 1996; 3: 71-78

74. Dawson VL, Dawson TM, Bartley DA et al. Mechanism of nitric oxide mediated neurotoxicity in primary brain cultures. J. Neurosci. 1993; 13: 2651-2661

75. Fridovich I. Superoxide dismutase. Meth. Enzymol. 1986; 58: 61-97

76. Moncada S, Higgs A. The L-arginine-nitric oxide pathway. N. Engl. J. Med. 1993; 329: 2002-2012

77. Kayaalp O. Kalsiyum antagonistleri. Rasyonel tedavi yönünden tıbbi farmakoloji Cilt 2 , Feryal Matbaası Ankara 1990: 1184-1195

78. Greenberg DA. Calcium channels and calcium channel antagonists. Ann. Neurol. 1987; 21: 317-330

79. Wesner DA. Calcium channel blockers. The medical clinics of North America, Philadelphia. W.B. Sounders. 1988; 72: 1,83-115

80. Wong MCW, Haley Jr. EC. Calcium antagonists. Stroke therapy coming of age. Stroke 1990; 21 (3): 494-501

81. Miller RJ. How many types of calcium channels exist in neurones? Trends Neurol. Sci. 1985;8: 45-47

82. Choi DW. Glutamate neurotoxicity in cortical cell culture is calcium-dependent. Neurosci. Lett. 1985; 58: 293-297

83. Wolfe LS. Eicosanoids: Prostaglandins, tromboxanes, leucotrienes and other derivatives of carbon. 20 unsaturated fatty acids. J. Neurochem. 1982; 28:1-14

84. Boucher BA, Phelps SJ. Acute managemen of the head injury patient. DiPiro JT, Talbert RL, Yee GC et al. Pharmacotherapy: A Pathophysiological Approach. Stamford. Appleton & lange ,1997; 1229-1242

85. Fiskum G. Mitochondrial participation in ischemic and traumatic neural cell death. J. Neu-rotrauma 2000; 17: 843-855

86. Shields DC, Schaecher KE, Hogan EL et al. Calpain activity and expression increased in activated glial and inflammatory cells in penumbra of spinal cord injury lesion. J. Neurosci. Res. 2000; 61: 146-150

87. Hall ED, Wolf DL. A pharmacological analysis of the pathopysiological mechanisms of posttraumatic spinal cord ischemia. J. Neurosurgery 1986; 64: 951-961

88. Hsu CY, Halushka PV, Hogan EL et al. Alteration of thromboxane and prostacyclin levels in experimental spinal cord injury. Neurology 1985; 35:1003-1009

89. Jonsson HT, Daniell HB. Altered levels of PGF in cat spinal cord tissue after traumatic injury. Prostaglandins 1976; 11:51-59

90. Faden AL, Chan PH, Longar S. Alterations in lipid metabolism. Na,K-ATPase activity and tissue water content of spinal cord after experimental traumatic injury. J. Neurochem. 1987; 48: 1809-1816

91. Schwab JM, Brechtel K, Nguyen TD et al. Persistent accumulation of cyclooxygenase-1(COX-1) expressing microglia/macrophages and up-regulation by endotelium following spinal cord injury. J. Neuroimmunol 2000; 111: 122-130

92. Resnick DK, Graham SH, Dixon CE et al. Role of cyclooxygenase-2 in acute spinal cord injury. J. Neurotrauma 1988; 15: 1005-1013

93. Kaufmann WE, Worley PF, Pegg J et al. COX-2, a synaptically induced enzyme, is expressed by excitatory neurons at postsynaptic sites in rat cerebral cortex. Proc. Natl. Acad. Sci. USA 1996; 93: 2317-2321

94. Eidelberg E,Sullivan J, Brigham A. Immediate consequences of spinal cord injury: Possible role of potassium in axonal conduction block. Surg. Neurol. 1975; 3: 317-321

95. Gentile NT, McIntosh TK. Antagonists of excitatory amino acids and endogenous opioid peptides in the treatment of experimental central nervous system injury. Ann. Emerg. Med. 1993;22: 1028-1034

96. Faden AL. Neuropeptides and central nervous system injury. Arch. Neurol. 1986; 43: 501-504

97. Dumont RJ et al:Pathophysiology of spinal cord injury, Part II Clin.Neuropharmacology 2001; 24 (5): 265-279

98. Mocchetti I, Wrathall JR. Neurotrophic factors in central nervous system trauma. J. Neurotrauma 1995; 12: 853-870

99. Schwab ME, Bartholdl D. Degeneration and regeneration of axons in the lesioned spinal cord. Physiol. Rev. 1996; 76: 319-370

100. Popovich PG, Stokes BT, Whitacre CC. Concept of autoimmunity following spinal cord injury: possible roles for T lymphocytes in the traumatized central nervous system. J. Neurosci res 1996; 45: 349-363

101. Merrill JE, İgnarro LJ, Sherman MP et al. Microglial cell cytotoxicity of oligodendrocytes is mediated through nitric oxide. J. İmmunol. 1993; 151: 2132-2140

102. Harnada Y, Ikata T, Katoh S et al. Involvement of an intercellular adhesion molecule I-dependent pathway in the pathogenesis of secondary changes after spinal cord injury in rats. J. Neurochem. 1996; 66: 1525-1531

103. Hall ED. The neuroprotective pharmacology of methylprednisolone. J Neurosurg. 1992; 76: 13-22.

104. Hall ED. Neuroprotective actions of glucocorticoid and nonglucocorticoid steroids in acute neuronal injury. Cell Mol Neurobiol 1993; 13: 415-432

105. Faden AI. Pharmacological treatment of central nervous system trauma. Pharmacol Toxicol 1996; 78: 12-17

106. Braughler JM. Lipid peroxidation-induced inhibition of gamma-aminobutyric acid uptake in rat brain synaptosomes: protection by glucocorticoids. J Neurochem 1985; 44: 1282-1288

107. Bracken MB, Collins WF, Freeman DF, et al. Efficacy of methyl-prednisolone in acute spinal cord injury. JAMA 1984; 251: 45-52

108. Bracken MB, Shepard MJ, Hellenbrand KG, et al. Methylprednisolone and neurological function 1 year after spinal cord injury. Results of the National Acute Spinal Cord Injury Study. J Neurosurg 1985; 63: 704-713

109. Bracken MB, Shepard MJ, Collins WF, et al. A randomized, controlled trial of methylprednisolone or naloxone in the treatment of acute spinal cord

injury. Results of the second National Acute Spinal Cord Injury Study. N Engl J Med 1990; 322: 1405-1411

110. Bracken MB, Shepard MJ, Collins WF, et al. Methylprednisolone or naloxone treatment after acute spinal cord injury: 1-year follow up data. Results of the second National Acute Spinal Cord Injury Study. J Neurosurg 1992; 76: 23-31

111. Levy ML, Gans W, Wijesinghe HS et al. Use of methylprednisolone as an adjunct in the management of patients with penetrating spinal cord injury: outcome analysis. Neurosurgery 1996; 39: 1141-1149

112. Bracken MB, Holford TR. timing of methylprednisolone or naloxone on recovery of segmental and longtract neurological function in NASCIS 2. J Neurosurg 1993; 79: 500-507

113. Bracken MB, Shepard MJ, Holford TR. et al. Administration of methylprednisolone for 24 or 48 hours of tirilazad mesylate for 48 hours in the treatment of acute spinal cord injury: JAMA 1997; 277: 1597-1604

114. Bracken MB, Shepard MJ, Holford TR. et al. Methylprednisolone of tirilazad mesylate administration after acute spinal cord injury: 1-year follow up. Results of the third National Acute Spinal Cord Injury Randomized Controlled Trial. J Neurosurgery 1998; 89: 699-706

115. Hall ED. Effects of the 21-aminosteroid U-74006F on posttraumatic spinal cord ischemia in cats. J Neurosurgery 1988; 68: 462-465

116. Hall ED, Yonkers PA, Horan KL et al. Correlation between attenuation of posttraumatic spinal cord ischemia and preservation of vitamin E by the 21-aminosteroid U-74006F: evidence for an in vivo antioxidant action. J Neurotrauma 1989; 6: 176-179.

117. Anderson DK, Braughler JM, Hall ED,et al. Effects of treatment with U-74006F on neurological outcome after spinal cord injury. J Neurosurgery 1988; 69: 562-567.

118. Anderson DK, Hall ED, Braughler JM,et al. Effect of delayed administration of U-74006F (tirilazad mesylate) on recovery of locomotor function following experimental spinal cord injury. J Neurotrauma 1991; 8: 187-192

119. Pitts LH, Ross A, Chase GA, et al. Treatment with thyrotropin-relasing hormone (TRH) in patients with traumatic spinal cord injuries. J Neurotrauma 1995; 12: 235-243.

120. Anderson DK, Waters TR, Means ED. Pretreatment with alpha-tocopherol enhances neurologic recovery after experimental spinal cord compression injury. J Neurotrauma 1988; 5: 61-68

121. Guha AB, Tator CH, Piper I. İncrease in rat spinal cord blood folw with the calcium channel blocker nimodipine. J Neurosurg 1985; 63: 250-259

122. Fehlings MG, Tator CH, Linden RD. The effect of nimodipine and dextran on axonal function and blood flow following experimental spinal cord injury. J Neurosurgery 1989; 71: 403-416

123. Faden AI, Jacobs TP, Smith MT. Evaluation of the calcium channel antagonist nimodipine in experimental spinal cord ischemia. J Neurosurgery 1984; 60: 796-799

124. Fort RWJ, Malm DN. Failure of nimodipine to reverse acute experimental spinal cord injury. CNS Trauma 1985; 2: 9-17

125. Haghighi SS, Stiens T, Oro JJ, et al. Evaluation of the calcium channel antagonist nimodipine after experimental spinal cord injury. Surg Neurol. 1993; 39: 403-408

126. Suzer T, Coskun E, Islekel H, et al. Neuroprotective effect of magnesium on lipid peroxidation and axonal function experimental spinal cord injury. Spinal Cord 1999; 37: 480-484

127. Schwartz G,Fehlings MG. Evaluation of the neuroprotective effects of sodium channel blockers after spinal cord injury: improved behavioral and neuroanatomical recovery with riluzole. J Neurosurgery 2001; 94 (suppl 2): 245-256

128. Hallenbeck JM, Jacobs TP, Faden AL. Combined PGI_2, indomethacin,and heparin improves neurological recovery after spinal trauma in cats. J Neurosurgery 1983; 58: 749-754

129. Eldadah BA, Faden AI. Caspase pathways, neuronal apoptosis, and CNS injury. J Neurotrauma 2000; 17: 811-829

130. Arnold PM, Citron BA, Ameenuddin S, et al. Caspase-3 inhibition is neuroprotective after spinal cord injury. (abstract) J Neurochem 2000; 74: S73B

131. Emery E, Aldana P, Bunge MB et al. Apoptosis after traumatic human spinal cord injury. J Neurosurgery 1998; 89: 911-920

132. Huang X, Vangelderen J, Calva-Cerqueira et al. Differential activation of caspases after traumatic spinal cord injury in the rat. Soc Neurosci Abst (in press).

133. Springer JE, Azbill RD, Knapp PE. Activation of the caspase-3 apoptotic cascade in traumatic spinal cord injury. Nat Med 1999; 5: 943-946

134. Ghirnikar RS, Lee YL, Eng LF. Chemokine antagonist infusion attenuates cellüler infiltration following spinal cord contision injury in rat. J Neurosci 2000; 59: 63-73

135. Franz DN. Drugs for Parkinson's disease, spasticity and acute muscle spasms. In Goodman and Gilman's (eds). The Pharmacological Basis at Therapeutics. Eight edition, Newyork, Pergamon Press, 1990; 480-482

136. Kayaalp O. Santral etkili kas gevşeticiler: Dantrolen Sodyum. Rasyonal tedavi yönünden tıbbi farmakoloji. Cilt 2, Feryal Matbaası Ankara,1990; 1742-1743

137. Delisa JA, Bruce MG: Rehabilitation Medicine principle and practice. Spasticity and associated abnormalities of muscle tone. Second Edition,JB Lippincott Company, Philadelphia 1993; 674

138. Haklar G, Yüksel M, Yalçın AS. in the measurements of free radicals: Theory and application on a tissue injury model. Marmara Med J 1998; 11: 56-60

139. Van Dyke K, Castranova V. Cellular Chemiluminescence Volume I. CRC Press, Inc, Boca raton, Florida, 1987

140. Yalçın AS, Haklar G, Küçükkaya B, Yüksel M, Dalaman G. Chemiluminescence measurements for the detection of free radicals species. Ed: Özben T, Free Radicals, Oxidative Stress and Antioxidants. Vol.296, Plenum Press, Newyork, 1998, 385-390

141. Kaptanoğlu E, Caner H, Sürücü S, Akbıyık F. Effect of mexiletine on lipid peroxidation and early ultrastructural findings in experimental spinal cord injury. J Neurosurg (Spine 2) 1999; 91: 200-204

142. Pizzi M, Ribola M,Valerio A. Various calcium entry blockers prevent glutamate-induced neurotoxicity. European J Pharmacology, 1991; 209: 161-173

143. Murphy SN, Miller RJ. Regulation of calcium entry in to striatal neurons by kainic acid. J Pharmacol EXP. Ther. 1989; 249, 184

144. Mc Donald JW, Fix AS, Tizzano JP. Seizures and brain injury in neonatal rats induced by 1S,3R-ACPD a metabotropic glutamate receptor agonist. J Neurosci 1993; 13: 4445-4455

145. Lei SZ, Zhang D, Abele AE, Lipton SA. Blockade of NMDA receptor-mediated mobilization of intracellular calcium prevents neurotoxicity. Brain Res, 1992; 598: 196-202

146. Niebauer M, Gruenthal M. Neuroprotective effects of early vs. late administration of dantrolene in experimental status epilepticus. Neuropharmacology, 38 (1999); 1343-1348

147. Gepdiremen A, Düzenli S, Hacımüftüoğlu A, Süleyman H, Öztaş S. The effects of dantrolene alone or in combination with nimodipine in glutamate-induced neurotoxicity in cerebellar granular cell cultures of rat pups. Pharmacological Research, 2001; 43 (3): 241-244

148. Nagatomo I, Hashiguchi W, Tominaga M, Akasaki Y, Uchida M, Takigawa M. Effects of MK-801, dantrolene, and FK506 on convulsive seizures and brain nitric oxide production in seizure-susceptible EL mice. Brain Research, 2001; 888: 306-310

149. Büyükgebiz O, Aktan Ö, Yeğen C, Yalçın S, Haklar G, Yalın R, Ercan S. Captopril increases endothelin serum concentrations and preserves intestinal mucosa after mesenteric ischemia-reperfusion injury. Res Exp Med ,1994; 194: 339-348

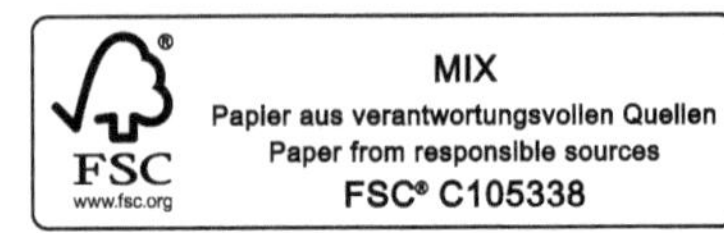

Printed by Books on Demand GmbH, Norderstedt / Germany